KÄTHE LACHMANN

Wenn mich jemand sucht, ich befinde mich im Wandel

KÄTHE LACHMANN

Wenn mich jemand sucht, ich befinde mich im Wandel

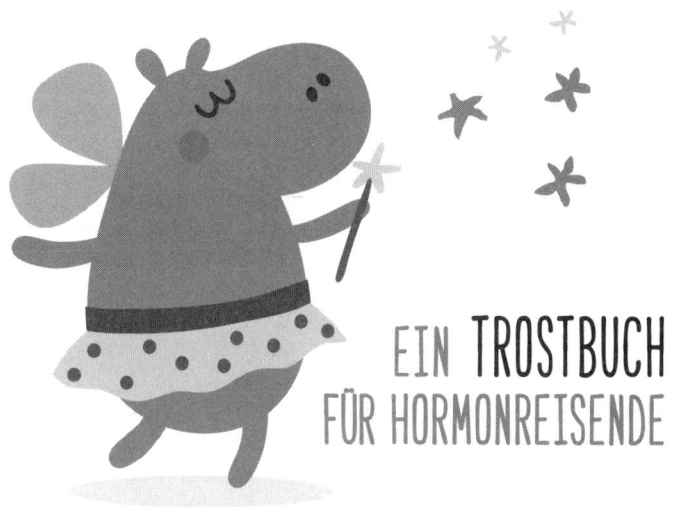

EIN TROSTBUCH FÜR HORMONREISENDE

mvgverlag

Bibliografische Information der Deutschen Nationalbibliothek
Die Deutsche Nationalbibliothek verzeichnet diese Publikation in der
Deutschen Nationalbibliografie.
Detaillierte bibliografische Daten sind im Internet über http://d-nb.de abrufbar.

Für Fragen und Anregungen
info@mvg-verlag.de

Originalausgabe
1. Auflage 2019
© 2019 by mvg Verlag, ein Imprint der Münchner Verlagsgruppe GmbH
Nymphenburger Straße 86
D-80636 München
Tel.: 089 651285-0
Fax: 089 652096

Redaktion: Birthe Vogelmann
Umschlaggestaltung: Maria Wittek
Umschlagabbildung: shutterstock.com/ Nadezda Barkova
Satz: Müjde Puzziferri, MP Medien, München
Druck: GGP Media GmbH, Pößneck
Printed in Germany

ISBN Print 978-3-7474-0067-8
ISBN E-Book (PDF) 978-3-96121-398-6
ISBN E-Book (EPUB, Mobi) 978-3-96121-399-3

Weitere Informationen zum Verlag finden Sie unter

www.mvg-verlag.de

Beachten Sie auch unsere weiteren Verlage unter www.m-vg.de

INHALT

VORWORT

Schlafstörungen, mindestens sieben verschwitzte Blusen am Tag und Tränen wegen eines überquellenden Mülleimers oder ähnlicher brisanter Vorkommnisse – wenn wir Frauen in die Wechseljahre kommen, ist plötzlich nichts mehr, wie es einmal war. Die Kinder sind schon langsam flügge, und wenn die »Erdbeerwochen« ausbleiben, fühlen wir uns nutzlos und unweiblich.

Tataa – das muss nicht sein! Deshalb möchte ich die guten Seiten des »unblutigen Neuanfangs« präsentieren, meine Erfahrungen mitteilen und auf die komischen Aspekte der Hormonachterbahnfahrt hinweisen.

Zum Beispiel sparen wir doch Unmengen Zeit und Geld, wenn wir im Winter auch bei Minusgraden auf die Heizung verzichten können und keine Sauna mehr zum Schwitzen brauchen. Schwitzen ohne Fremdeinwirkung ist sogar noch viel gesünder, fast so gesund wie ein kleines Steak – was auch das Einzige ist, das wir noch essen dürfen. Quatsch! Wir dürfen alles essen, nur eben jeweils an verschiedenen Tagen. Klar brauchen wir nicht mehr so viel Energie, und wir nehmen von einer Praline so zu, als hätten wir uns seit Monaten von nichts anderem als Schokolade ernährt, aber es ist ja auch durchaus von Vorteil, gut gepolstert zu sein, denn wer kennt nicht den Spruch: »Fett oder Falten« – wir haben uns entschieden! Außerdem, geben wir es zu, haben wir wirklich lang genug versucht, uns schlank zu halten, jetzt ist die Zeit, in der wir einfach mal das tun können, worauf wir richtig Lust haben, auch beim Essen. Wer weiß, wie viele Jahre uns noch bleiben? Also: Richtung Genuss geht unser Weg!

Natürlich sind wir auch im Liebesleben viel entspannter – wenn wir einen Mann heiß finden, wissen wir auch um seine Schwachstellen (Prostata, Hängehoden und Extrembehaarung) und müssen uns nicht so viele Gedanken um unsere eigenen machen. Außerdem spielt Verhütung keine Rolle mehr, also ist Spontansex kein Problem und eine Latexallergie nichts, was uns aufhalten kann.

Mädels, jetzt beginnt die schönste Zeit, und wenn wir dünnhäutiger sind als früher, bedeutet das ja auch, dass wir weniger Creme brauchen! (Hä?) Rauf aufs Surfbrett und die perfekte (Hitze-)Welle gesurft!

ICH BIN ZU JUNG FÜR DIESEN SCHEISS!

»Endlich Handtücher Ton in Ton!« Wir hatten einen kleinen Spaziergang hinter uns und waren auf dem Weg ins Café, als mir meine beste Freundin von ihren neuesten Errungenschaften berichtete. Und die hatte sie nicht in einem großen schwedischen Möbelhaus erstanden (von dem wir hier in Hamburg sogar gleich zwei haben), sondern von einem deutschen Frottierwarenhersteller.

»Äh, Steffi, ist das dein Ernst?« Ich konnte nicht glauben, was sie mir da erzählte. »Und die alten Handtücher?«

»Sind alle im Altkleidercontainer. Das sieht jetzt so gut aus im Schrank! Graublau, grau und mintgrau. Richtig edel.«

War das dieselbe Frau, mit der ich zu Schulzeiten die Secondhandshops nach löchrigen Jeans durchforstet hatte und mit der ich mir während unseres Studiums zwei, drei Töpfchen Directions-Colours für unsere Häupter geteilt hatte? Pink und grün und blau? »Und was ist mit deinen Holly-Hobbie-Handtüchern? Die hast du doch hoffentlich behalten!«

»Nein, genauso wenig wie das braun-beigefarbene Katzenhandtuch von meiner Oma!«

Ungläubig schüttelte ich den Kopf. »Aber da hängen doch Erinnerungen dran! Ich sag nur: Nachts nackt baden im Freibad! Wir hatten nur dein Katzenhandtuch! Und wir waren zu viert!«

»Das ist jetzt fast 30 Jahre her! Unsere Handtücher waren wirklich nicht mehr schön. Das beste gehörte Martin, das hatte er 1990 in einer tschechischen Jugendherberge geklaut. Ich denke, das sagt alles über die Notwendigkeit dieses Kaufs.«

»Und das durftest du wegwerfen?«

»Nein, natürlich nicht. Martin weiß es noch nicht. Aber es war an der Zeit, frischen Wind in unsere Schränke wehen zu lassen.«

Oha, das gibt Ärger, dachte ich bei mir und sagte: »Du klingst wie eine Politikerin, Steffi!«

»Was? Seit wann reden die denn von Schränken?«

Weil mir darauf keine Antwort einfiel und weil ich auf einmal fürchterlich müde war, winkte ich nur ab. Farblich zueinander passende Handtücher! Wir waren alt. Mir war ganz komisch. Waren das schon diese Wechseljahre? Fingen die so an? Wie ging das weiter? Wollte sie vielleicht bald auch eine neue Küche?

Als meine beste Freundin aus Kindertagen beim Kaffeetrinken dann auch noch koffeinfreien Kaffee orderte, weil ihr der »besser bekommt«, überlegte ich mir, was uns denn eigentlich noch blieb, wenn wir schon auf unseren jahrzehntelangen Wachmachgaranten verzichteten – und bestellte meinen auch ohne Koffein. Aber immerhin einen Cappuccino. Dazu nahmen wir beide, obschon uns die Nougattorte wesentlich mehr anmachte, eine Fruchtschnitte. Noch während wir bestellten, nahm ich mir vor, zu Hause zu googeln, ob es überhaupt stimmte, dass ein Obstkuchen weniger Kalorien als eine Cremetorte hat.

»Also, neue Handtücher. Was ist noch neu bei euch?« Irgendwie schmeckte der Cappuccino langweilig. Außer uns saßen in dem Café nur hippe junge Leute, die sich gegenseitig irgendetwas auf ihren Smartphones zeigten. Bärtige Männer in Turnschuhen und junge Frauen in Oversize-Pullovern, die keine anderen Probleme hatten, als wer wen jetzt eigentlich gerade süß fand.

Steffi strahlte: »Hab ich dir das schon erzählt? Wir haben jetzt einen Saugroboter! Das ist wirklich ganz wunderbar!«

»Oh, ihr auch?« Mir hatten schon mehrere Freundinnen erzählt, dass sie jetzt einen (oder mehrere) neue elektronische Haushaltshelfer hatten. »Und was ist mit einem Thermomix?«

»Na klar, ich dachte, das wüsstest du schon.« Steffis Wangen glühten, als sie mir erzählte: »Minka fährt total gern mit.« Als ich sie verständnislos anguckte, fügte sie hinzu: »Auf dem Saugroboter. Minka. Unsere Katze!«

»Ach so«, gab ich lahm von mir. Deshalb kaufte man die also, diese Saugroboter!

»Das ist so niedlich! Warte mal, irgendwo habe ich davon ein Video …« Und schon stürzte auch sie sich auf ihr iPhone und durchforstete Filme und Fotos. »Mir war das total wichtig, dass Minka gern mitfährt. Wenn sie jetzt etwa Angst vor dem Ding gehabt hätte, hätte ich es zurückgegeben. Es war Martins Idee, weil er ja bei uns derjenige ist, der staubsaugt. Ich mache den Rest, aber Martin saugt. Und seit wir den Roboter haben, macht er das noch lieber!« Klassische Rollenverteilung, schlimm. Und jetzt machte ihr Mann ja gar nichts mehr!

Endlich hatte sie das Video gefunden, und ich sah eine Katze, Minka, die stoisch auf einer Art fahrendem Stehlampenfuß saß und sich nicht im Geringsten darüber zu wundern schien. Steffi war wesentlich aufgeregter als ihre Katze. »Hahaha, ist das nicht irre witzig? Und sooo niedlich!« Die ersten, sehr coolen Hipster drehten sich schon zu uns um. »Mhm«, machte ich und dachte bei mir: »Wenn wir eine Katze hätten, bräuchten wir vielleicht auch so einen Roboter. Aber sonst?« Laut fragte ich: »Warum braucht ihr sowas? Es ging doch die ganzen Jahre auch ohne! Wieso plötzlich dieser Technik-Irrsinn? Diese komplette Automatisierung! Seid ihr zu alt, um selbst zu saugen?«

Steffi lachte: »Na ja, für Martins Rücken ist das tatsächlich nichts.«

»Macht er nicht Rückentraining? Vielleicht würde er das ja gar nicht brauchen, wenn er sich im Haushalt mehr bewegen würde!«

»Es ist einfach sehr praktisch, sagt Martin. Wegen Minka müssen wir ja oft saugen, und das ist schon toll, wenn das eine Maschine macht.«

»Sitzt Minka auch auf dem Thermomix?«

»Quatsch! Aber der ist erst mal toll! Du kannst alles damit machen: Suppen und Teig und … alles! Und ich bin da im Internet in einem Thermomix-Forum, da bekomme ich ständig neue Tipps, es ist einfach alles so unkompliziert und geht unheimlich schnell, ich kann es wirklich nur empfehlen!«

»Aber Suppe und Teig kann ich doch auch im Topf, beziehungsweise in der Schüssel« – sie unterbrach mich: »Das ist kein Vergleich! Da sind ja unheimlich viele Rezepte drin!«

»In dem Gerät?«, fragte ich verdutzt. Noch nie hatte ich mich eingehender mit diesem Ding auseinandergesetzt, ich rieb noch zwei Feuersteine über trockenen Ästen aneinander und hängte dann den

Kochkessel darüber. Ja, ich kochte gern mit herkömmlichem Kochwerkzeug und konnte einer Kochmaschine, es war ja fast ein Kochroboter, nichts abgewinnen.

»Ja, die Rezepte sind drin! Und es ist alles total einfach! Und eine Waage ist auch eingebaut! Ich bin völlig begeistert. Man lädt sich das Rezept runter, das man machen möchte, dann gibt man die Zutaten hinein, und – schwups – ist es fertig! Zum Beispiel Teig. Seit ich den Thermomix habe, backe ich Brot.«

»Mit dem Ding?«

»Ja!«

»Das backt Brot? Du schmeißt alles rein und dann backt es?«

»Nein, es macht den Teig. Und dann kannst du backen.«

»Aber das kann ich doch auch in einer Schüssel!«

»Ja, schon, aber der Thermomix wiegt ja alles ab und rührt. Und das Rezept steht auf dem kleinen Display. Da steht jeder Schritt drauf! Und der Teig geht dann bei der optimalen Temperatur!«

Ich kam mir uralt und, vor allem, altmodisch vor. War es nicht das Besondere am Kochen und Backen, dass man mit den eigenen Händen etwas machte? Teig kneten, zum Beispiel. Dieses Gefühl war doch so gut, so besonders und ursprünglich. Mit den eigenen Händen sein Essen zuzubereiten, das war doch, was den Genuss noch intensiver machte! Gerade ein Brot. Gab es etwas Besseres als frisch gebackenes Brot mit guter Butter? Wie seltsam musste es sein, wenn C3PO einem das Brot so weit fertigmachte, dass man es nur noch in den Ofen legen musste? Ach.

Und was war eigentlich, wenn man etwas verfeinern wollte, zwischendurch abschmecken, noch eine Knoblauchzehe mehr hinzugeben? Ich war eine große Verfechterin des Röstaromas: Eine gebratene Zwiebel legte doch den Grundstock fast jeder Mahlzeit, außer vielleicht bei Grießbrei – war das denn im Thermomix auch gegeben? Ich fragte nach.

»Na klar, oft kommen auch Zwiebeln rein. Die kannst du ja sogar am Stück hineingeben, der Thermomix zerhackt sie dann!«

Zerhackt. Ich musste schlucken. Da war die Frage meines Mannes dann unnötig, wie grob oder fein die einzelnen Zwiebelstücke denn sein sollten. Kein prüfender Blick von mir, ob die Würfelchen exakt in der richtigen Größe für das jeweilige Gericht waren. Ganz beim Zwiebelschneiden zu sein, alles um sich herum zu vergessen, nur er und die Zwiebel – das fiel dann weg. Stattdessen gefühlloses Plumpsenlassen des glatten, weißglänzenden Gemüses in eine Maschine, die es mit groben Klingen zerhackte. Kein Zwiebelduft, mal sehr scharf, mal nur würzig-zwiebelig, kein prüfender Blick in die schmurgelnde Pfanne, um den genauen Zeitpunkt abzupassen, wann aus glasigen Stückchen knusprig-braune wurden. Stattdessen eine Maschine mit einem Display, aus kaltem Stahl, abweisend, unpersönlich und leblos.

War kochen nicht Lebensfreude, ausprobieren, abschmecken, auch mal etwas versalzen, von vorne anfangen, zufällig Neues entdecken, um dann festzustellen: »Das mache ich jetzt in Zukunft immer so«? Kochen mit dem Thermomix erschien mir wie Fotos mit der Digitalkamera zu machen: Alles war geregelt, ein echter Schnappschuss war gar nicht mehr möglich, »schlechte« Bilder wurden sofort gelöscht, nichts mehr dem Zufall überlassen, dank Filter und Postproduktion. Wenn der Vergleich auch hinkte, so war doch in beiden Fällen die

Kunst mit all ihren Unberechenbarkeiten der Maschine zum Opfer gefallen. Ich hatte einen Kloß im Hals.

»Natürlich kann man auch beim Thermomix abschmecken zwischendurch. Gut, es blubbert natürlich kein Soßentopf auf dem Herd – man muss ja schon immer den Deckel draufhaben – aber es ist ja kein Roboter, der alles allein macht.« Steffi klang fast ein wenig beleidigt.

»Braten kann er sowieso nicht, ne?«, fragte ich heiser, obschon ich die Antwort schon kannte. Nein. Nur Kochen, dünsten, Teig kneten. Die hohe Kunst des Bratens war ihm … zu hoch.

Gott sei Dank. Wenigstens konnte er nicht alles. Ob er wirklich eine Hilfe war? Wie konnte man das herausfinden? In unserem Alter gab es ja schließlich nur einen schmalen Grat zwischen »Ich vereinfache mein Leben, indem ich mir von mehr Technik helfen lasse« und »Der ganze Technikkram ist mir zu kompliziert, ich mache es so wie immer«. War das auch ein schmaler Grat zwischen modern und altmodisch? Und wenn ja, was wollte ich sein? Es war auf jeden Fall kompliziert …

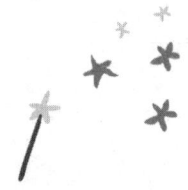

MEINE HAUT –
DIE TRINKT DAS JA RICHTIG!

Selbstverständlich habe auch ich immer probiert, jung zu bleiben. Und probiere es noch. Also: nicht früh abzuhimmeln und gleichzeitig nicht verlebter auszusehen, als ich es bin. Jahrzehntelang habe ich deshalb immer Kosmetik für junge Haut benutzt. Für richtig junge Haut. Ich sag nur: bebe.

Ich war mir sicher, dass meine Haut mit Produkten für sehr junge Menschen auch jugendlich bleiben würde. Eine Pflege für »reife« Haut zu verwenden, würde meiner Haut ja signalisieren: »Du bist jetzt in einem Alter, in dem du sehr viele verschiedene Wirkstoffe benötigst.« Sie würde erschrecken und nicht zuletzt schon allein wegen des Schrecks wahnsinnig altern. Und auch, weil sie sich bewusst würde: Ach so, ich bin alt. Also immer schön weitergemacht mit der Jugendlinie von bebe.

Irgendwann habe ich mich dann aber von einer besorgt dreinblickenden Kosmetikerin überzeugen lassen, es doch einmal mit einer Creme für reifere Haut zu probieren, und, was soll ich sagen, bislang hat es mir nicht geschadet.

Die Steigerung lasse ich aber erst einmal: Für anspruchsvolle Haut. Für richtig anspruchsvolle Haut. Für extrem strapazierte, wirklich wahnsinnig anspruchsvolle Haut. Für sehr reife, gräuliche Haut, mit Anti-Absackungs-Effekt. Letztere Creme gibt's wirklich! Das ist kaum zu glauben! Und das Schlimme ist: Ich stelle mir da sofort ein Beratungsgespräch in 25 Jahren vor, wenn ich mit meinem Dackel die Drogerie betrete:

Dingdong (die Tür bei Douglas). »Guten Tag!«

»Guten Tag! Wie kann ich Ihnen helfen?«

»Ich suche eine Tagescreme.«

»Für Sie selbst?«

»Nein, für meinen Waldi hier. NATÜRLICH FÜR MICH! WOLLEN SIE MICH VERARSCHEN?«

Oh, meine Fantasie geht mit mir durch, Entschuldigung. Ich komm noch mal rein:

»Guten Tag!«

»Guten Tag! Ich suche eine Tagescreme, für mich.«

»Ah ja, kommen Sie doch mal etwas näher …«, die Verkäuferin dreht meinen Kopf ins Licht. »Sie haben ja eher reife Haut. Also, sehr reife Haut. Und gräulich ist sie, ja, so kann man das wohl, muss man es wohl sagen. In der Tat, sie ist sehr reif und gräulich. Und hier …«, sie zerrt mich mit dem Gesicht vor den Spiegel und kneift mich in die Wange, »hier sackt sie auch schon ziemlich ab. Ihre Haut. Ich empfehle Ihnen die »Golden Age von L'Óreal für sehr reife, gräuliche Haut, die ist mit Anti-Absackungs-Effekt. Toi, toi, toi, sag ich mal …« Mit diesen Worten tunkt sie einen Finger in einen Tiegel und klatscht mir Creme ins Gesicht.

»Meine Haut, die trinkt das ja richtig!«, sage ich erstaunt und verlasse den Laden.

Ich gehe nie wieder zu Douglas.

Wie kann ich meine Haut besser an der Nase herumführen (hihi, das gefällt mir: Organe aneinander herumführen) – indem ich ihr Jahrzehnte lang vorgaukle, dass sie noch jugendlich ist, oder indem ich sie schon in der Jugend so dermaßen mit Nährstoffen für die reife Haut vollpumpe, dass sie gar nicht auf die Idee kommt, älter zu werden und »abzusacken«?

Und: Hilft nicht vielleicht doch Photoshop noch viel besser als irgendeine Creme?

Außerdem hätte mir mal jemand sagen müssen, dass ich die »Maske für einen strahlenden, jugendlichen Teint« nach 20 Minuten wieder abwaschen muss! So war ich als Fiona (von Shrek) einkaufen, zur Erheiterung meiner Nachbarn. Sie fühlte sich so angenehm an auf der Haut, dass ich einfach vergessen habe, sie zu entfernen. Ich bin für Warnhinweise auf (grünen) Masken! Ab jetzt. Und kann mir mal jemand erklären, warum sich die Kosmetikindustrie nicht entscheiden kann, ob sie Produkte für oder gegen etwas macht? Warum ist das eine die Creme *für* gräuliche Haut, die andere aber *für* einen rosigen Teint? Ich denke, es gibt niemanden, der gerne die Gesichtsfarbe mit einer Friedhofsmauer teilt, warum heißt es dann nicht grundsätzlich »für« etwas, also etwa einen rosigen Teint?

Aber es verändert sich ja mit den Jahren nicht nur die Gesichtsfarbe – nach einer ziemlich stressigen Zeit habe ich auch meine ersten grauen Haare entdeckt. Nein, keine Nasenhaare oder im Schambereich, auch nicht irgendwo mittendrin neben den blonden Strähnchen, nein, im Kotelett-Bereich. Äh, Koteletten-Bereich. Irgendjemand spricht immer von Kottlehten, mit langem »e«, was ich komisch finde. Im Sinne von lustig. Also, ich habe von einem Tag auf den anderen silberne Kottlehten bekommen. Was soll das? Meine Falten kann ich mit einer grünen Gesichtsmaske verdecken, graue Kottlehten höchstens mit einem Stirnband, oder besser, einem Kottlehtenband. Aber dann höre ich nichts mehr.

Ich glaube, richtig alt ist man erst, wenn man aufhört, sich die Haare zu färben. Natürlich gibt es auch Frauen, die super aussehen mit grauen Haaren, wahrscheinlich würden das sogar die meisten, aber man selbst möchte das nicht. Erst einmal jedenfalls nicht. Dabei ist Grau doch eine edle Farbe, wie majestätisch kommt etwa ein Elefant daher! Wäre er orange oder blau, sähe er längst nicht so würdevoll aus. Der kleine blaue Elefant aus der *Sendung mit der Maus* ist doch eher putzig als hoheitsvoll, oder? Limousinen, die etwas auf sich halten, sind grau. Silberschmuck hält jung, Goldschmuck macht eher alt. Aus einem grauen Himmel fällt weißer Schnee (damit sind keine Schuppen gemeint), der graue Anzug lässt einen Mann schick erscheinen und kahle (graue) Betonwände sind der heiße Scheiß in der Architektur. Sie stehen für Eleganz, Klasse und Modernität. Bei der Haut ist das anders. Die Korat-Katze mit ihrem silber-blauen Fell gilt in Thailand als Glückskatze! Also, ab dafür! In der *Vogue* vom Oktober 2018 schreibt ein Hairstylist: »Der Mut zu grauem Haar, sei es natürlich oder gefärbt, zeugt von einer starken Persönlichkeit.« Also! Die Queen ist schließlich auch grau! Und: Je früher wir anfangen, unsere Haare grau zu färben, umso weniger fällt es auf, dass unsere echte Haarfarbe Grau ist. Schon für junge Mädchen ist »Grau der Klassiker der Zukunft« (*Vogue*), also, warum haben unsere Haare überhaupt Pigmente? Damit man uns unterscheiden kann, ja. Das sehe ich ein. Aber das ist auch das Einzige. Ich plädiere für eine neue Natürlichkeit! Irgendwann.

Jetzt färbe ich erst mal weiter. Und es juckt mich nicht, dass meine Friseurin von Mal zu Mal sagt: »Oh, du bist aber schon wieder grauer geworden!« Das ist mir egal. Schließlich ist grau elegant. Eine edle Farbe. Wie majestätisch kommt etwa ein Elefant daher! Ach so, das hatten wir ja schon …

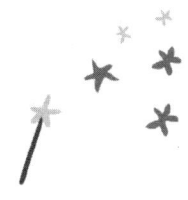

WANDERN 2.0

Ist das so? Ist das eine natürliche Entwicklung? Dass man erst geboren wird, dann in die Schule kommt, eine Ausbildung oder ein Studium hinter sich bringt, eine Familie gründet und dann anfängt, zu wandern? Ist das wirklich bei jedem so? Oder warum stand ich mit meinem Mann bei Globetrotter vor einem Verkäufer, und wir ließen uns die verschiedenen Zonen einer Wandersocke erklären?

Schon als wir nur vor der Sockenwand, ich möchte fast sagen, mitten im Sockenparadies, standen, war ich gleichzeitig geschockt und hingerissen, und es war mir augenblicklich bewusst, dass wir nie und nimmer ohne professionelle Hilfe den Laden mit einem Paar Wandersocken verlassen würden. Jedes der circa 300 Sockenpaare sah aus wie einer dieser Monitore im Cockpit der Enterprise oder eines x-beliebigen anderen Raumschiffs, mit neongelben oder -grünen Linien, Buchstaben, Kreisen und Punkten, auf denen die Besatzung in einer ungeheuren Geschwindigkeit mit den Fingern drüberflitzte, hier drückte, da ein Quadrat aufzog, was sich akustisch durch unterschiedlich hohes Piepsen, Surren und warnendes Jaulen bemerkbar machte. Konnte man mit den Socken wohl auch Hologramme aufrufen und Ersatztriebwerke anwerfen? Gerade

Letzteres wäre für uns eher ungeübte Wandersleut ja ungeheuer wichtig.

Natürlich waren Frauen- und Herrensocken getrennt angeordnet, dazwischen gab es sie auch in unisex, was ich ziemlich fortschrittlich fand.

Der Verkäufer war ein wahrer Kenner seines Fachs, ich bewunderte ihn für Vokabeln wie »gefilzte Wärmezone«, »elastischer Mittelfußbereich« und »hochfunktionelle Silberfunktionssocke«. Aha, damit man die Zonen und Bereiche unterscheiden konnte, gab es wohl die Linien und Kreise! Das waren wahrlich Hightech-Socken!

»Diese zweifädigen Merino-Socken trage ich selbst beim Nachtangeln, die verfilzen sich, also, die luftigen Frotteeschlingen verfilzen sich beim Laufen in den relevanten Zonen. Bei denen haben Sie die bestmögliche Gelenkschonung. Sehen Sie hier die Flachnaht, und, genau wie bei der 2/9er, die ich Ihnen eben gezeigt habe, ist hier an besonders kälteempfindlichen Stellen zusätzlich reine Bio-Schafwolle als Plüsch verstrickt. Was ich besonders gut gemacht finde an der Revolution-Trek-3000 ist natürlich, dass sie mit einem doppelt gelegten Elastikbund abschließt. Dadurch wird die Socke optimal auf mittlerer Wadenhöhe gehalten.«

»Aha«, sagte mein Mann Ralf, der schon mit der 2/9er ganz glücklich ausgesehen hatte, »und welche empfehlen Sie uns jetzt?«

Der Verkäufer, ein kleiner, sehr junger Mann mit sehr hellem Haar und ebensolchem Bartflaum, guckte mit hochgezogenen Augenbrauen von ihm zu mir: »Wir bleiben erst einmal bei den Socken für den Herrn, dann gucken wir für Ihre Frau, würde ich vorschlagen, immer eins nach dem anderen.« Er räusperte sich und griff nach einem weiteren Bündel Socken: »Das hier ist natürlich der Mercedes unter den Wandersocken. Der Way810, deutlich verbessert zum Way809, hier durch die Flachnaht auch auf dem Rist; und der Clou: Sie besteht zu sechs Prozent aus Silberfaser. Dadurch haben Sie keine Staunässe im Schuh, und eingearbeitete Luftkanäle unterstützen zusätzlich den Feuchtigkeitstransport. So gibt's kaum Geruchs- und Blasenbildung. Eine Y-förmige Bandage stabilisiert hier den mittleren Mittelfuß; und speziell geprüfte Gel-Polster schützen den Knöchel. Hier diese elastischen Rippen«, er fuhr fast zärtlich über irgendeine Stelle auf den Socken, »sorgen über dem Spann und am Schaft für besonders guten Sitz. Kostenpunkt: 48,95. Aber, ich sage immer: Qualität hat ihren Preis! Das sind wirklich Socken, in denen bekommt die Bedeutung Tragekomfort noch mal eine ganz andere, äh, Bedeutung.«

Wir sahen uns an, und Ralf nahm seine Brille ab, um sich die Socken nebst Etikett genauer anzusehen. »Bewährt auf dem Jakobsweg, steht hier.«

»Ja, genau, das ist tatsächlich die meistverkaufte Socke für den Jakobsweg. Und das will etwas heißen! Ich weiß jetzt nicht, welche Wanderungen Sie vorhaben …?«

Er schien das mit den Augenbrauen gern zu machen.

»Wir sind ja nur Anfänger, also wir wollen erst einmal durchs Niendorfer Gehege oder so. Ich glaube, dafür brauchen wir keinen Mercedes.«

»Wenn ich Ihnen einen Rat geben darf: Vermiesen Sie sich nicht Ihr Wandererlebnis durch eine schlechte Ausrüstung. Lieber ein Paar Euros mehr investiert und dann nach der Wanderung schon wieder

Lust auf die nächste, als Billigmaterial verwendet und Blasen und Schweißmauken und dann erst einmal tagelang schmerzende Füße!«

Wir sahen uns an und ich wusste, dass Blondie Ralf damit gekriegt hatte. Lieber mehr bezahlen und dafür Qualität. Socken, die Jahrzehnte überleben würden, anstelle von billigen »Wegwerfprodukten«. Am liebsten hätte er wahrscheinlich ein paar 100 »Euros« ausgegeben, statt nur knapp 50. Für ein Paar Socken.

»Wandersocken!« verbesserte mich mein Mann, als wir den Laden verließen, beladen mit neuer Thermoskanne, einem Damen- und einem Herrenrucksack mit integrierter Regenhülle und Ausgang für ein Trinksystem, zwei wasserabweisenden Wanderjacken und für mich normale und für Ralf seine Mercedessocken.

So saßen wir am nächsten Wochenende im Auto, um zu unserer Wanderung aufzubrechen. Wir bekamen gerade noch einen halblegalen Platz auf dem Wanderparkplatz, den wir uns im Internet ausgeguckt hatten. Anscheinend hatten außer uns noch zahlreiche andere Menschen diesen Sonntag zu einem Ausflug ins Grüne auserkoren. Wegen etlicher Umstände (Arbeit, gelber Sack etc.) hatten wir beide vergessen, einen Wanderführer zu besorgen, und so hatte Ralf sich zu Hause noch schnell eine Wander-App runtergeladen. Er steckte das Handy in die Brusttasche seiner neuen Wanderjacke und stellte den Ton laut. »Du willst nicht allen Ernstes mit der Trulla durchs Dickicht?« Ich guckte meinen Mann ungläubig an.

»Natürlich! Wie sollen wir sonst wissen, wohin wir müssen?«

»In 200 Metern rechts abbiegen«, schallte es da schon aus seiner Brusttasche. »Mir ist das wirklich unangenehm! Stell dir mal vor, das hört jemand! Können wir nicht einem Wanderzeichen folgen? Hier, an dem Baum, da ist doch ein gelbes Dreieck!«

»Das ist mir zu unsicher. Wir sind als Kinder mal mit meinen Eltern gewandert. Sie wollten wegen uns kleinen Dötzen nur die kleine Runde gehen und orientierten sich an den Wandersymbolen. Leider waren das die Symbole für die 22-Kilometer-Route. Wir waren aufgeschmissen, landeten in der Wildnis, fanden nicht mehr zurück. Handys gab es damals noch nicht. Wenn wir nicht irgendwann an eine Straße gekommen wären, an der uns ein Auto zu unserem Auto zurückgefahren hätte, wäre ich heute nicht hier.«

Ich verstand. Ralf war traumatisiert. Sollte ich das jedem entgegenkommenden Wanderfexen entgegenrufen? »Mein Mann ist traumatisiert, deshalb geht's nicht ohne Navi!« Fand ich jetzt auch nur so mittel, die Option.

»Mir ist egal, was die Leute denken, Hauptsache, wir kommen wieder gesund nach Hause!«

Ich beschloss, mich seiner Sichtweise anzuschließen, und konnte immerhin noch erwirken, dass »Schantalle«, wie wir die Handystimme liebevoll nannten, nicht den gesamten Wald beschallte. »In 200 Metern rechts abbiegen«, flüsterte sie nun, und wir folgten ihr auf dem Fuße. Es hatte schon etwas, wenn man nicht permanent den Blick auf eine Karte heften musste.

Plötzlich standen wir vor einer Art Schulgebäude. »Und jetzt?«, fragte ich Ralfs Brusttasche. Sie antwortete nicht. Also holte Ralf sein Handy heraus und fummelte ein Weilchen daran herum, bevor er es mir reichte mit den Worten: »Laut Karte sind wir falsch. Wir hätten eben rechts gemusst.«

»Ja, das hat sie ja auch gesagt. Und wir sind abgebogen. Nach rechts.«

»Wir müssen zurück!«, entschied Ralf und wurde von Schantalle unterstützt: »Bitte wenden Sie«, quakte es aus dem Handy.

»Das hättest du dir mal früher überlegen sollen!«, wies ich die Stimme zurecht.

»Nicht mit Geräten schimpfen!«, ermahnte mich mein Mann.

»Aber auf sie hören schon, oder wie? Ts.« Wir machten kehrt und genossen den Wald aus der anderen Richtung. Es war immer wieder interessant, wie anders die Welt aussah, wenn man die Perspektive änderte.

»An der nächsten Möglichkeit bitte links abbiegen«, hatte Schantalle sich jetzt überlegt. Die Frage war nur, welches Links? Es gab dort einen Pfad, der sich nach etwa zwei Metern in drei weitere Linkse aufteilte. Wir probierten den ersten, während wir auf Schantalle lauschten, ob sie etwas dagegen hatte.

Außerdem hatte Ralf inzwischen seine Lesebrille aufgesetzt und versuchte, uns auf der winzigen Handylandkarte zu orten. »Falsch, falsch!«, rief er aus, »es hätte der zweite Pfad sein müssen, nicht der erste!«

»Wäre das nicht Schantalles Job gewesen?«, fragte ich genervt. »Wir sollten wirklich so schnell wie möglich eine Wanderkarte kaufen.«

»Ja, sollten wir. Aber siehst du hier irgendwo einen Wanderkartenverkaufsladen? Ich auch nicht. Und wenn hier einer wäre, hätte er wahrscheinlich geschlossen. Schließlich ist heute Sonntag!«

Weil wir Schantalle noch öfter nicht richtig verstanden, dauerte unsere Wanderung deutlich länger als die von uns geplanten zwei Stunden. Aber immerhin hatten sich unsere Wandersocken bewährt, wie wir uns nach dem Marsch im Auto gegenseitig versicherten: »Fühlst du Staunässe?«

»Nee. Und das, obwohl meine Damensocken nur 12,50 Euro gekostet haben. Der Zweierpack.«

»Meine Füße sind dermaßen trocken. Aber angenehm, nicht ausgetrocknet. Und ich glaube, sie haben sich bereits verfilzt. Also, die Socken. Jedenfalls fühlen sie sich wahnsinnig gelenkschonend an. Und deine?«

»Ich weiß nicht, ob die Socken irgendetwas damit zu tun haben. Liegt es nicht eher an den Schuhen?«

Meine Wanderstiefel hatte ich schon ein paar Jahre, trug sie aber selten. Zu selten, wenn ich bedachte, wie gut der Halt war und wie toll ich darin gehen konnte.

Ralf hatte seine seit einem Jahr nicht angehabt, und davor noch nie. »Meine Wanderschuhe drücken etwas. Ich hätte sie einlaufen sollen. Also, so richtig. Ich glaube, ich bekomme eine Blase.«

»Trotz deiner Socken aus der Weltraumforschung?« Ich klang ganz bewusst ein wenig schadenfroh.

»Na ja, gegen schlechtes Schuhmaterial kommen die besten Socken eben nicht an. Dafür können die wirklich nichts!«

»Richtige Wandersleut haben Schuhe zum Wechseln dabei. Wahrscheinlich auch, weil sie darin besser Auto fahren können.« Ich zeigte auf reihenweise Leute auf unserem Parkplatz, die in ihre mitgebrachten Turnschuhe schlüpften und die Wanderschuhe in Plastiktüten im Kofferraum verstauten.

»Wir müssen noch einiges lernen. Aber wir sind ja auch erst am Anfang unserer Wandererkarriere.«

STATT BLUMEN

Ralf und ich waren zu einem 50. eingeladen. Geburtstag.

»Was, Clara ist schon 50? Sie sieht aber jünger aus!«, sagte mein Mann, als ich ihm von der Einladung erzählte. Wir kannten Clara und Detlef, weil wir mal neben ihnen gewohnt hatten. Seitdem traf ich mich ab und zu mit Clara auf einen Kaffee. In letzter Zeit mit Sojamilch, oder gerne stattdessen auch mal auf einen grünen Tee, wegen der Antioxidantien.

»Was wird das für ein Fest? Was Größeres?«

»Ich denke schon, sie hat den Ruderverein gemietet.«

»Boah, 50! Ganz schön alt …«

»Das sind wir auch in drei Jahren, also, ich, du in zwei!«

Jetzt guckte Ralf mich an, als hätte ich ihn gerade darüber aufgeklärt, dass ich ihm gleich den Schnuller wegnehmen würde.

»Sch-sch«, machte er, und schüttelte den Kopf, »nicht aussprechen!«

»Weil es sonst wahr wird?«, fragte ich unbeirrt und wiederholte: »Du bist 48! In zwei Jahren wirst du 50!«

»Jetzt ist erst mal Clara 50! Immer eins nach dem anderen!«, sagte Ralf, ging ins Schlafzimmer und kam gleich darauf in seinem Annen-MayKantereit-T-Shirt zurück.

»Wieso hast du dich umgezogen?«, fragte ich.

»Das Polohemd hat gekratzt.« Seine Miene ließ keine weiteren Fragen zu.

Wir diskutierten darüber, was man einer Frau zum 50. schenken konnte.

»Guck noch mal auf die Einladung«, meinte Ralf, »da steht garantiert irgendwo eine Spendenkontonummer oder dass sie auf eine Weltreise spart, oder dass unser Kommen ›Geschenk genug‹ ist.«

Ich musste ihn leider enttäuschen. Nichts dergleichen war auf der Karte vermerkt.

»Auch nicht auf dem Umschlag?« fragte Ralf hoffnungsvoll.

»Nein. Und, um es gleich vorwegzunehmen: Ich habe neulich Suse getroffen, die mit uns im Haus gewohnt hat, und die wusste auch nichts von einem Sammelgeschenk.«

»Verdammt, wie kann man in unserem Alter am Geburtstag nichts spenden? Wie kann man sich von Freunden etwas schenken lassen? Man hat doch schon alles!« Jetzt war es an Ralf, den Kopf zu schütteln. »Aber dir fällt bestimmt etwas ein, du weißt doch, was Frauen in deinem Alter mögen!«

»Sie ist nicht in meinem Alter!«, fauchte ich. »Und außerdem freue ich mich immer über Bücher oder eine CD, das weißt du!«

»Zum 50. geht kein Buch! Und ob sie noch einen CD-Player hat, wissen wir auch nicht!«

Tja. Es war wirklich schwierig. Was würde ich mir in drei Jahren wünschen? Das wusste ich doch heute noch nicht! Vielleicht einen Gutschein, überlegte ich. Einen teuren, exklusiven Gutschein für irgendetwas, was ich mir selbst nicht leisten würde. Mir fiel nichts ein.

Einen Wellnesstag? Den hätte ich jeden Tag in meinem Fitnessstudio haben können, da gab es einen tollen Wellnessbereich. Hatte ich mir jedenfalls sagen lassen. Das war nichts für mich. In der Sauna war es mir zu heiß, und den ganzen Tag im Whirlpool zu sitzen oder mich massieren zu lassen, das war mir zu langweilig.

Eine Küchenmaschine? Wie kam ich denn jetzt darauf? Wo war meine emanzipatorische Einstellung geblieben? Ich durfte doch nicht an eine Küchenmaschine denken!

Geh weg! Hau ab! Natürlich war eine knallrote KitchenAid hübsch, aber ich brauchte sie weiß Gott nicht! Und wenn, würde ich sie mir selbst kaufen! Ich wollte nichts für die Küche zu meinem 50. Geburtstag! Und auch nicht zum 48.! Oder 92.

Ich musste mich beruhigen. Was schenkte man einer Frau, die schon alles hatte? Also, Clara? Vielleicht einen Gutschein für einen Ausflug mit uns zusammen. Aber dann mussten wir den ja für vier verschenken. Für uns beide und sie beide.

Ich besprach das mit Ralf. »Und die Kinder? Felix und Svenja? Die müssten dann doch eigentlich auch mit!« Ich zuckte zusammen. Das würde teuer werden. Dann fiel mir ein: »Svenja ist doch vor ein paar Wochen ausgezogen. Die studiert jetzt. Und Felix ist auch schon 15, 16. Der wird nicht mitwollen.«

»Und wohin möchtest du ausfliegen? Wandern im Harz? Oder was?«

»Oh Gott, mehrere Tage? Nein. Sooo gut kennen wir die doch gar nicht!«

Schließlich entschlossen wir uns, die beiden einfach mal zu einem schönen Abendessen in ein schickes Restaurant einzuladen. Und zur Feier einen Gutschein dafür nebst Blumenstrauß mitzubringen.

YOU'VE GOT TO FIGHT FOR YOUR RIGHT TO PAAAAAAAARTY!

Am Abend der Feier gehörten wir zu den ersten Gästen, weil Ralf immer darauf bestand, möglichst früh da zu sein, wenn wir nicht so viele Leute kannten. Auf diese Weise kam man schneller ins Gespräch mit jemandem, so seine Vorstellung. Ich drückte Clara die Blumen in die Hand und umarmte sie, Ralf gratulierte ihr, während er unseren Gutschein im Briefumschlag überreichte.

»Danke, danke ihr Lieben, ich hoffe, Ihr habt meine E-Mail noch bekommen?«, fragte Clara.

»Äh, nee, welche E-Mail?« Ich sah Ralf fragend an.

»Ich will auf keinen Fall irgendwelche Geschenke – Blumen, ja, finde ich toll, ganz wunderschöner Strauß, aber sonst bitte nichts! Wir haben doch alles! Außer Zeit. Und die wollen wir heute mit Euch verbringen, ordentlich feiern, und das ist mir Geschenk genug! Wenn ihr mir etwas Gutes tun möchtet, könnt ihr gerne spenden, ich sammle heute für die Caritas.« Sie griff hinter sich nach einem Sektkübel, in dem sich, obwohl außer uns erst wenige Leute da waren, schon verdächtig viele große Scheine befanden, und sah meinen Liebsten auffordernd an. Während Ralf umständlich in seinem Portemonnaie herumwühlte, versuchte er, ihr gleichzeitig unauffällig den Umschlag mit dem Gutschein zu entreißen, was leider nicht gelang. Aber er wurde bis heute sowieso nicht eingelöst, es war einer dieser Gutscheine, über die man jedes Mal sprach, wenn man sich sah: »Bald löse ich aber mal meinen Gutschein ein!«

»Oh ja, wir freuen uns drauf!« – das wird aber nie wahrgemacht.

Aber zurück zum Gutscheinanlass: »Ich habe nur 100 Euro«, stellte Ralf schulterzuckend fest, woraufhin Clara ihm mit einem kurzen »Das reicht!« den Schein aus der Hand pflückte und davoneilte, um die ankommenden Gäste ebenfalls zu erleichtern.

»Jetzt müssen wir uns wohl betrinken«, sagte ich zu meinem Mann, »am besten mit Champagner oder so etwas.«

»Das lass mich mal machen. Du brauchst ja nur zwei Gläser. Hoffentlich haben die hier wenigstens richtig teures Zeug.«

Das hatten sie leider nicht. Dafür gab es Fassbier und ein Buffet, zu dem wohl Verwandte und Freunde beigetragen hatten. Ich zählte im Laufe des Abends alleine sechs Nudelsalate. Wobei man in unserem Alter beim Nudelsalat natürlich nicht mit Essiggurken und Erbsenmitmöhrchen aus der Dose arbeitete, sondern mit gerösteten Pinienkernen und getrockneten Tomaten, sowie – als eine einzige Fleischvariante – mit Serranoschinken.

Die Musik war sehr laut. Warum, konnte man an den wenigen, an die Wände gequetschten Stehtischen, die in der Mitte eine riesige Fläche freihielten, ablesen: Es sollte getanzt werden. Das machten Ralf und ich natürlich nicht, sondern wir unterhielten uns in Zeichensprache über unsere bevorstehende Badrenovierung – froh, dass wir endlich einmal die Muße dafür hatten, das ganz »in Ruhe« zu »bereden« –, während sich der Raum schlagartig mit vielen weitgehend unbekannten Menschen füllte.

Geraucht wurde natürlich nur draußen vor der Tür, und weil dort wenigstens ein paar Bierzeltgarnituren zum Sitzen standen, knubbelten sich alle vor dem Eingang zusammen.

Ich lud mir drei vegane Kichererbsenfrikadellen und etwas glutenfreien Kartoffelsalat auf meinen Pappteller und fragte mich belustigt, wie wir bloß unsere Studentenpartys vor 25 Jahren ohne Beschriftung der Schüsseln und Schalen überlebt hatten. Schlecht war uns höchstens vom Alkohol geworden. Meinen Mann hatte das Buffet wohl auch auf eine Zeitreise geschickt: »Ich hätte nicht gedacht, dass ich noch mal auf einer Feier Nudelsalat vom Pappteller essen würde! Ich fühle mich so jung!« Irrte ich mich, oder hatte er Tränen in den Augen? »Komm, wir setzen uns auf den Boden!«, schlug er geradezu enthusiastisch, voll in der Rolle des Philosophiestudenten aufgehend, vor, nachdem wir beide vergeblich nach einem freien Stehtisch Ausschau gehalten hatten.

»Vergiss nicht dein Knie!« ermahnte ich ihn, wohl wissend, dass ich ihn in dem Moment ziemlich unsanft in die Realität zurückkatapultierte.

Es waren wirklich sehr viele Gäste gekommen. Und der Ruderclub war nicht groß. Wir fanden schließlich draußen im Flur einen Heizkörper, auf dem wir uns niederließen, um zu essen. Inzwischen hatten drei Leute angefangen, auf »Tainted Love« zu tanzen. Bei »Master and Servant« kamen noch mehr dazu. Als dann alle, die noch Frisuren hatten, bei Rage Against the Machine ihre Haare fliegen ließen, tat mir schon beim bloßen Zusehen der Nacken weh und ich dachte an den

Muskelkater, von dem sie gewiss die nächsten Tage noch eine Menge haben würden. Und, sie würden stolz darauf sein und erzählen, dass sie mal wieder »so richtig die Sau rausgelassen haben«.

Ralf kam von der Toilette zurück: »Ich fasse es nicht. Die kiffen auf dem Klo!«

»Haben sie dir wenigstens einen Zug angeboten?«

»Ja, aber ich wollte nicht. Wer weiß, was das heutzutage für ein Zeug ist.« Ich wusste nicht, ob ich das jetzt spießig oder vernünftig finden sollte. An diesem Abend war ich oft zwiegespalten.

Ich kam ins Grübeln. Wie wollte ich einst meinen 50. begehen? Auch richtig mit »Schwofen« (das Wort war schon in meiner Jugend out), Kiffen auf dem Klo und Nudelsalat? Oder mit Live-Jazz-Band und umfangreichem Catering in stilvoller Umgebung? Was war schlimmer? Die Jugend vermeintlich wiederaufleben zu lassen, oder zu dem Spießertum zu stehen, das man nun einmal in unserem Alter pflegte? Keine Ahnung. Es waren ja zum Glück noch drei Jahre Zeit bis dahin.

Es war gut, dass wir zu den ersten Gästen gehört hatten, so konnten wir auch ohne schlechtes Gewissen zu denen gehören, die die Party zuerst verließen. Schließlich war für uns eigentlich um viertel nach elf Schlafenszeit, die hatten wir jetzt schon auf halb zwölf ausgeweitet, und so war es höchste Zeit, aufzubrechen.

Im Taxi lehnte ich meinen Kopf an Ralfs Schulter: »Wir waren mal wieder so richtig aus. Schön!« Eine Antwort erwartete ich nicht, mein Mann schlummerte schon selig.

LOLITO

»Ziehst du beim Sport auch immer den Bauch ein?«, fragte mich meine Freundin Nina, während wir uns gerade umzogen. Die Umkleide war leer, sonst hätte sie mich das bestimmt nicht gefragt. »Na ja, wenn es heißt, wir sollen den Bauchnabel zum Rücken ziehen, schon. Aber sonst eigentlich nicht.« Als sie nickte, sah sie so aus, als hätte sie die Antwort nicht zufriedengestellt, also fragte ich nach: »Und du ziehst ihn ein?«

»Das kommt darauf an, in welchem Studio wir sind.«

Ich überlegte. Wir waren Dienstag in Studio 2, Donnerstag in Studio 4. Was konnten die Studios damit zu tun haben? Wir machten nun schon seit vier Jahren zusammen Bauch, Beine, Po – wobei es in meinem Fall eher »Bauch, Bauch, Bauch« heißen müsste – und ich hatte noch nie darüber nachgedacht, ob ich meine Körpermitte während des Sports einziehen sollte, und wenn doch, welches Studio dafür geeigneter war.

»Machst du das in Studio 2, weil es das kleinere von den beiden ist?«

Nina schüttelte den Kopf. »Studio 2 stimmt, aber weil da die bodentiefen Fenster zum Geräteraum hin sind. Und da trainieren manchmal doch richtige Sahneschnittchen.«

Sahneschnittchen fand ich seltsam als Namen für einen attraktiven Mann. »Hottie«, wie man ihn in den Frauenzeitschriften nannte, war nicht viel besser, und wie man sonst zu einem gutaussehenden Kerl sagen sollte, kam mir nicht in den Sinn.

»Ach, ich gucke da gar nicht so hin«, ließ ich Nina wissen.

»Na klar, brauchst du ja auch nicht. Du bist ja schließlich glücklich vergeben!«

Sie klang etwas zickig in dem Moment. Nina war Single, eine kluge, witzige und obendrein hübsche Frau von 46 Jahren und immer auf der Suche nach dem Mann fürs Leben. Ob sie den allerdings vor unserem BBP-Studio finden würde, bezweifelte ich.

Und: Ich hatte sie angeflunkert. Obschon ich mit meinem ganz persönlichen Ehegattenexemplar sehr zufrieden war, ließ ich mich doch ab und zu gerne mal von einem Herrn mit ansprechendem Äußeren von meinen Sit-ups ablenken. Wenn ich auch meinen Wohlstandsbauch (eine Mode-Verkäuferin nannte es mal sehr nett: »Sie haben einen Magen« – wer, zur Hölle, hatte keinen?) während des Sports nicht einzog. Das machte ich nur auf dem Weg von der Umkleide zum Studio, wo mich Leute, die auf ihren Crosstrainern, Rudergeräten und Hantelbanken schwitzten, sehen konnten.

Und wenn ein Herr in knappen Shorts und einem Muscleshirt, das seinem Namen alle Ehre machte, sich vor unserem Studiofenster ausruhte, zwang ich mich immer zu einem Lächeln, um meine Anstrengung bei einer gefühlt 20-minütigen Planke zu kaschieren.

Wir lagen gerade rücklings nebeneinander auf unseren Trainingsmatten und wühlten mit Beinen und Armen käfergleich in der schweißgeschwängerten Luft, als Nina mir mit hochgezogenen Augenbrauen und heftigen Kopfbewegungen irgendetwas mitzuteilen versuchte. Ich guckte in ihre Nickrichtung und erspähte draußen vor dem Fenster ein Prachtexemplar von Mann, muskulös, aber nicht zu sehr, groß, aber nicht zu groß, dunkles, lockiges Haar, aber nicht zu lockig, lässig gekleidet, aber nicht – Sie wissen schon –, mit weißem T-Shirt und langer, früher sagte man »Jogginghose«, heute heißen die wahrscheinlich Sporttights. Oder Trainingstrousers. Oder Sportpants. Egal – er war auf jeden Fall ein Hottie. Und bestimmt 15 Jahre jünger als ich, beziehungsweise 14 Jahre jünger als Nina.

»Na und?«, zischte Nina, als sie meine Gedanken zu Ende gelesen hatte. »Ich sag nur: Brigitte Macron!« Wir drehten uns nun alle auf Empfehlung unserer Trainerin um, und während wir nun bäuchlings weiterstrampelten, überlegte ich, ob es tatsächlich sein konnte, dass junge Männer uns, Frauen wie Nina und mich, anziehend fanden. Und: Ob ein Mann, also, Heteromann, in unserem Alter auch je daran zweifelte, dass er für jüngere Damen attraktiv war?

War ich in einem Alter, in dem man sich über solche Dinge Gedanken machte? Anscheinend ja, schließlich machte ich sie mir ja. »Oder Heidi Klum!« keuchte Nina jetzt.

Das stimmte, Heidi Klum war sogar Deutsche! Ich gab mir etwas mehr Mühe und versuchte einmal mehr von meinem Tomatenkopf mit einem strahlenden Lächeln abzulenken. Etwas flirten und den Marktwert bei den jungen Hüpfern checken konnte ja nicht schaden.

Irrte ich mich, oder lächelte der Schöne strahlend zurück? So gleißend, dass ich erschrak und mich wegdrehte, um mich intensiv meinem Spiegelbild zu widmen.

Das, was ich sah, gefiel mir nicht so recht, es war mir zu verschwitzt und undefiniert, also wandte ich ungläubig abermals meinen Kopf vorsichtig in Richtung Mr. Muscle. Er zeigte auf seine Uhr und auf die Tür und machte mit seinen Fingern die Zahl »6«. Der ging aber ran! Ich entschied mich für ein schüchternes Lächeln und zuckte mit den Schultern, um dann zu nicken und, als er mir zuwinkte, enthusiastisch zurückzuwinken.

Mein Herz klopfte wie verrückt, und mir war heißer als sonst beim Sport. Ich würde nichts Verwerfliches machen, nur ein bisschen mit ihm flirten und ihm dann die kalte Schulter zeigen. Wenn er versuchen würde, mich zu küssen, würde ich den Kopf schnell wegdrehen. Und wenn er um meine Telefonnummer betteln würde, würde ich ihm Ninas geben. In Gedanken entschuldigte ich mich schon bei Ralf, aber ein bisschen tat ich das ja auch für ihn. Sieh her, was für eine attraktive Frau du hast, ich wurde gerade erst von einem wesentlich jüngeren, äußerst gutaussehenden Mann massiv angebaggert. Hoffentlich wirkte mein Deo noch.

Ich war so in Gedanken und mit Ausmalen der folgenden Ereignisse beschäftigt, dass ich erst jetzt Ninas Blick bemerkte, der »Was ist mit dir denn los?« zu sagen schien und dann eine Verbindung zu der Frau hinter mir herstellte. Ich folgte ihrem Blick und sah: Auch die junge Frau hinter mir starrte mich an. Sie war bestimmt 20 Jahre jünger als ich und sah auch jetzt, wo wir schon eine Dreiviertelstunde trainiert hatten, noch total frisch und unzerzaust aus. Und: Sie winkte ein letztes Mal ihrem schönen Freund vor dem Fenster. Oh. Da hatte ich mich wohl vertan. Oder Hottie schielte.

Inzwischen hätte ich gut und gern als Warnlampe irgendwo hingestellt werden können, so wie meine Birne glühte. Es wäre mir egal gewesen, wohin, Hauptsache weg. Wann würde denn der Mars endlich bewohnbar sein? Die gertenschlanke, durchtrainierte Mitturnerin hinter mir schenkte mir noch einen verächtlichen Blick, dann war endlich unsere Stunde vorbei.

Wahrscheinlich sollte ich mir diese generationsübergreifende Flirterei einfach abschminken.

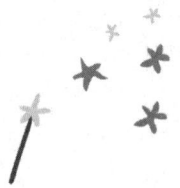

SCHAF NUMMER EINS, SCHAF NUMMER ZWEI, SCHAF NUMMER DREI ...

Ich schreckte hoch vom Klingeln meines Weckers, musste mich kurz orientieren, wo ich war, und freute mich umgehend auf einen schönen Mittagsschlaf. Hach, was würde mir der guttun! In letzter Zeit waren meine Nächte alles andere als geruhsam. Ich konnte lange nicht einschlafen, dafür wachte ich dann mitten in der Nacht noch ein paar Mal auf.

Nicht schlafen zu können, obschon ich hundemüde war, war der absolute Horror. Vor allem, weil ich, während ich im Bett herumlungerte, ständig daran dachte, wie fertig ich anderntags sein würde und wie wenig ich dann dadurch auf die Reihe bekommen würde. Die meisten Menschen wissen: Je mehr man sich in das Nicht-Schlafen-Können reinsteigert, umso schneller schläft man ein. NATÜRLICH NICHT! Immer wieder auf die Uhr zu gucken, halblaut vor sich hinzumurmeln: »Verdammt, ich muss schlafen! Jetzt habe ich nur noch fünf Stunden! ... Nur noch vier!«, das hilft überhaupt nicht, es macht einen nur noch mehr kirre.

Meine Tante sagte immer, wenn sie nicht schlafen könne, stehe sie auf und mache etwas, was sie tagsüber nicht erledigt bekommen habe.

Nichts, was sie aufrege oder zu sehr anstrenge, eher etwas, was sie entspanne. Wenn sie das dann ein Weilchen gemacht habe, sei sie irgendwann so müde, dass sie wunderbar einschlafe.

Ich habe mir eine Liste gemacht. Es war nicht einfach, etwas zu finden, was man zwar gern erledigen wollte, mit dem man aber jederzeit, wenn man zu müde wurde, wieder aufhören konnte, und was einem zudem nicht den Kreislauf zu sehr in Schwung brachte; außerdem durfte es nicht mit zu viel Konzentration einhergehen.

Fensterputzen fiel aus, staubsaugen auch (schon alleine wegen der Mitbewohner), Kuchen backen war nicht gut (weil man während des Backvorgangs nicht einfach einschlafen konnte, ohne dass der Kuchen verbrannte), und fernsehen, hatte ich einmal gelesen, war auch nicht so prima, weil das Glotzen auf die Flimmerkiste das Gehirn an- statt abregte. Um zu lesen, brauchte ich Licht und weckte damit unter Umständen meinen Mann, der natürlich immer selig vor sich hin ruselte. Es war ungerecht! Wieso konnten Männer IMMER schlafen? Ein Freund von mir erklärte einmal, Männer hätten im Kopf ein Kännchen mit einer schlafspendenden Flüssigkeit, und wenn er den Kopf hinlege, kippe das Kännchen um und er schlafe sofort ein. Ich wollte auch so ein Kännchen. Bis dahin musste ich mich mit anderen Nachttätigkeiten begnügen.

Hier kommt die Liste:

- Gläser polieren
- Schmuck mit dem Silberputztuch abreiben
- alte Aufkleber von Möbelstücken abknibbeln
- Stifte probieren, und wenn sie es nicht mehr tun, aussortieren
- Endlich die Urlaubsfotos von 1992 bis 2003 in Fotoalben kleben

- löchrige Socken und Unterhosen aussortieren
- alle Zimmerpflanzen mit Düngestäbchen versorgen
- alte Reiseführer/abgelaufene Medikamente aus der Hausapotheke aussortieren
- Listen erstellen, egal, wovon (zum Beispiel Länder, die es zu bereisen gilt, Städtetouren, die man bald machen möchte, Leute, die man zu einer Party einladen will, Männer, mit denen man schon geschlafen hat)
- Schwedisch lernen (leise)
- Brailleschrift lernen
- eine neue Intimfrisur anlegen
- den Rasen sprengen (im Sinne von: bewässern), sich danebenlegen und dem Riesel- und dem Klackergeräusch lauschen; vorausgesetzt, es ist ein Garten vorhanden
- probieren, den Fuß hinter den Kopf zu bekommen
- das Alphabet rückwärts auswendig lernen
- Platz für eigene Ideen:
- …
- …

Bei all dem sollte man versuchen, sich stets ganz in die Sache zu vertiefen und nicht andauernd daran zu denken, dass man eigentlich lieber schlafen würde, und sich zu fragen, wann man wohl endlich müde genug sein würde, um sich wieder hinzulegen und dieses Mal vielleicht wirklich zu schlafen. Und wer konnte, der sollte sich auf ein kleines Schläfchen am nächsten Nachmittag freuen.

Ein befreundeter Lektor hatte sich selbstständig gemacht, weil er gerne einen Mittagsschlaf machte. Ich finde, das ist ein edler Grund.

Sehr wahrscheinlich wäre es für alle Menschen besser, wenn sie einen Mittagsschlaf machen könnten. Aber ganz besonders für Menschen, die auf die 50 zugehen – egal von welcher Seite. Und besonders für uns Frauen. Die Hormone treiben Schabernack mit uns und tun so, als wären wir schon in einem Alter, in dem wir keinen Schlaf mehr brauchen. Pustekuchen! Das wissen wir ja wohl besser als unsere Hormone! Wir brauchen mehr denn je unseren Schönheitsschlaf, alles fällt uns nicht mehr ganz so leicht wie früher. Und wenn wir einmal nicht (gut) geschlafen haben, kriegen wir anderntags die Quittung dafür und lächerlich wenig auf die Reihe und fühlen uns so, wie wir aussehen.

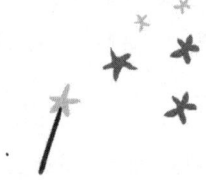

VON RAUSCH UND URLAUB

Wann ich das letzte Mal zu tief ins Glas geschaut hatte? Ich erinnerte mich an meine Studentenzeit, da hatte ich wohl ein-, zweimal einen über den Durst getrunken. Ansonsten hing der gnädige Nebel der Altersvergesslichkeit über etwaigen Alkoholexzessen. Mit Gewissheit konnte ich behaupten, in den letzten zehn Jahren keine blaue Stunde erlebt zu haben. Die Folgen waren einfach zu aufwändig, ein Rausch war gar nicht mehr machbar, ich hatte weder die Konstitution noch die Zeit dafür. Hatte man während des Studiums gefeiert und getrunken, war man, egal, ob es 23 oder 3 Uhr war, ins Bett gefallen und hatte bis nachmittags um 2 geschlafen. Dann hatte man sich einen Kaffee gemacht und war bereit für die nächste rauschende Ballnacht gewesen.

Heute brauchte ich meinen Jahresurlaub, um nach zwei, drei Gläsern Sekt wieder am gesellschaftlichen Leben teilnehmen zu können. Nach einem derartigen Saufgelage konnte ich erst gar nicht einschlafen, und falls ich doch irgendwann in einen leichten Schlummer glitt, wachte ich umgehend mit hämmerndem Herzen wieder auf und musste um halb 5 aufstehen, weil ich nicht wieder einschlafen konnte. Mein Kopf dröhnte, mir war schlecht, und die restlichen Tage des

Monats verbrachte ich mit halbgeschlossenen Augenlidern in einer Art Dämmerzustand, nicht lebend, nicht tot, nicht Mensch, nicht Tier, nicht Fisch, noch Fleisch. In der Zeit konnte ich nichts machen, außer mich für meine Trunksucht zu geißeln und ab und zu auf den ununterbrochen laufenden Fernseher zu starren, ohne je irgendetwas davon mitzubekommen. Die Zeit nach dem Genuss von Alkohol war verlorene Zeit, und mein Leben war mir eindeutig zu kostbar, um es für allzu schnell vergängliche Freuden zu verschwenden.

Ich vertrug überhaupt nichts mehr, will ich damit sagen. Nach einem Mon Chéri musste ich ins Bett, und zwar allein, zum Schlafen.

Wer hat eigentlich die Mär aufs Tapet gebracht, Sekt mache einen munter? Er rege an? Und wer kam jemals auf die bekloppte Idee, zum Sektfrühstück einzuladen? Ich musste nur ein Duftmolekül des vergorenen In-Getränks der Vernissagen und Empfänge erhaschen, da guckte ich mich schon mit schweren Lidern suchend nach einer Couch um!

Vielen Freundinnen in meinem Alter ging es ganz ähnlich. Ein Glühwein, dann war Schlafenszeit. Mittags ein Bier? Höchstens im Urlaub, wenn man am nächsten Tag noch Zeit zum Ausnüchtern hatte. Und Schnaps? Nur mal dran nippen. Wenn überhaupt.

Man sollte meinen, man gewöhne sich an Alkohol, es mache einem irgendwann nichts mehr aus, oder man vertrage mehr, aber meine Erfahrung war, dass man immer weniger vertrug. Was auch nicht schlimm war. Im Gegenteil. Schließlich ist C2H5OH auch sehr kalorienintensiv, und Kalorien brauchten wir Frauen im Wandel gar keine mehr. Oder vielleicht mal eine halbe.

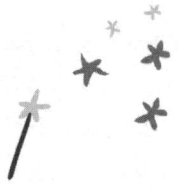

FETT, GEH WEG VON DIE HÜFTEN, DU ARSCH!

»Eine Postkarte mit diesem Spruch hängt an unserem Kühlschrank. Ich war völlig hingerissen, als ich diese Karte fand, traf sie doch vortrefflich den Nagel auf den Kopf, wenn ich mich in letzter Zeit im Spiegel ansah. Natürlich ist es nervig, dass ich mich trotz (endlich!) etwas mehr Body Positivity in der Gesellschaft an manchen Stellen schöner finde als an anderen, aber ey, es ist wirklich frech von diesen ›Hormonen‹, dass ich mich genauso bewege und genauso esse wie früher, und dennoch zehn Kilo mehr auf die Waage bringe!« Meine Freundin Katrin haute mit der Hand so stark auf den winzigen Tisch, dass ihr Spaghettieis-Becher (groß) von selbigem hinunterzuhüpfen drohte. Aber wenn es um Essen geht, ist meine Reaktion geradezu gepardenhaft, und so fing ich ihn elegant auf.

»Ich habe vor zehn Jahren auch hin und wieder ein Spaghettieis gegessen, aber wenn ich das heute mache, legt es sich umgehend wie eine fette Perserkatze auf meinen Bauch und verschmilzt mit ihm. Wie kommt es überhaupt, dass 200 Gramm Vanilleeis mit Erdbeersoße drei Kilo zusätzlichen Körpergewichts entsprechen? Wieso hat die Natur da in Mathe nicht aufgepasst?«

Katrin war außer sich. Ich selbst hatte diesen Monat schon ein Eis gegessen, deshalb trank ich nur einen Cappuccino und versuchte, meinen gierigen Geifer rechtzeitig herunterzuschlucken, bevor ich etwas sagte, um nicht mit meiner feuchten Aussprache Katrins Eis zu benetzen. Doch ich kam sowieso nicht zu Wort: »Immer dachte ich, Frauen, erwachsene Frauen also, mit Mitte, Ende 40, die lügen sich doch etwas in die Tasche, wenn sie immerzu erzählen, sie nehmen einfach so zu. Ich war noch nie ein Hungerhaken, weiß Gott nicht, aber was hier abgeht, das ist einfach echt unfair. Sehr, sehr unfair, um mal den amerikanischen Präsidenten zu zitieren.

Muss man denn Leistungssportlerin sein, um sich in unserem Alter nicht wie ein Hängebauchschwein durch die Gegend zu schleppen? Wie soll ich denn jemals wieder etwas genießen können, wenn ich bei jeder halben Pistazie weiß, sie wird mir mit zwei Kleidergrößen heimgezahlt? Als hätten wir in unserem Alter nicht noch ganz andere Probleme. Danke, liebe Natur!«

Wenigstens konnte sie sich bei diesen heiklen Themen zum Trost diese wunderbare Eiskreation reinpflügen, ich selbst geißelte mich ja schon, weil ich mir erlaubt hatte, meinen Kaffee mit Milch zu trinken.

Wo ich hinschaute, waren die normalen Frauen in meinem Bekanntenkreis auseinandergegangen, als wären sie zwei Öltanks. Und das, ohne sich vor dem Süßigkeitenregal bei Edeka häuslich niedergelassen zu haben, um jeden Tag acht Stunden lang die neuen Lieferungen vorzukosten.

Neuerdings hörte ich Sprüche wie: »Ich darf nicht so viele Äpfel essen, ich passe nicht mehr in meine Lieblingsjeans!« Äpfel, meine

Damen und Herren! Ein Apfel war immerzu das Sinnbild des unfassbar gesunden, und (deshalb) auch stinklangweiligen Stückes Obst gewesen, bei dem man in der Mensa immer die Krise bekam, wenn er anstelle eines leckersten Industriepuddings pausbackig zum Mitnehmen im Korb an der Kasse lag. »Nachtisch: ein Stück Obst« – da hätte genauso gut »Ein paar alte Socken vom Unipräsidenten« stehen können. Und jetzt sollte man sparsam mit Äpfeln umgehen, weil sie Fett auf die Hüften brachten? Ist das euer Ernst, Ernährungsberater? Nur noch Reiswaffeln und Kohlrabi? Da mache ich nicht mit. Dann ist es eben so.

Eine Freundin von mir dachte sich auch: Dann ist es eben so. Sie verschenkte und verkaufte sämtliche Kleidung, die ihr zu klein geworden war, räumte die Seite im Schrank vollständig, wo seit drei Jahren die Jeans lagen, die »irgendwann wieder passen werden«, und kaufte sich neue, zwar schicke, aber schön weite Oberteile, die sie mit bequemen Leggings kombinierte. Weil sie dazu stehen wollte, dass sie eben jetzt mit knapp 50 eine andere Figur hatte, und das einfach annehmen wollte.

Kurz darauf stellte ein Arzt bei ihr eine Vorform der Altersdiabetes fest und riet ihr, auf Gluten und Zucker zu verzichten. Sie hielt sich an diese Diät und verlor innerhalb eines halben Jahres zehn Kilo. Nun hatte sie wieder einen Grund, shoppen zu gehen!

Ich denke, ich lasse meine Jeans vorerst in ihrer Ecke.

THE CIRCLE OF LIFE

Irgendwie waren wir mit 30 noch jünger. Das mag sich jetzt wie eine Selbstverständlichkeit anhören, für alle, die über 30 sind, jedenfalls.

Aber wir fingen erst jetzt an, über unsere Jugend zu sprechen. »Hach, es ist doch erst gestern gewesen, als wir zum ersten Mal in die Disco gefahren sind! Und jetzt fahren unsere Kinder jedes Wochenende in die Disco!«, seufzte meine Freundin Melanie neulich bei unserem Kaffeekränzchen, das wir immerhin in einem angesagten Café im Hamburger Schanzenviertel bei Soja-Latte und Scones abhielten und nicht bei einer von uns zu Hause und Schwarzwälder-Kirsch.

»Mein Sohn fährt nicht in die Disco. Der ist in der Veranstaltungsgruppe der Roten Flora und kümmert sich um Punkkonzerte!«, ereiferte sich Yasemin, sichtlich stolz auf ihren Sprössling.

»So etwas gab's nicht in dem Kaff, aus dem ich komme. Sonst hätte ich das bestimmt auch gemacht! Wir mussten immer irgendwie in die vier Kilometer entfernte Kleinstadt kommen und sind dort zum Billard- und Tischfußballspielen ins Jugendzentrum!«, sagte Karin mit glänzenden Augen.

Ja, wir waren in einem Alter, in dem es viel um früher ging. Um unser Früher, wie wir es erlebt hatten. War das so? Fing man ab Mitte

40 schon Oma-erzählt-vom-Krieg-mäßig an, sich an seine glorreiche Kindheit und Jugend zu erinnern?

»Die jungen Leute heute, mit den ganzen technischen Möglichkeiten, ständig am Computer oder Smartphone – das kann doch nicht gesund sein!«, hörte ich mich sagen.

»Meinst du nicht, das dachten unsere Eltern auch, wenn wir stundenlang am Telefon hingen? Wenn wir Glück hatten, hatten wir ein so langes Telefonkabel, dass wir ungestört im Flur hocken konnten, um mit einer Freundin zu telefonieren!« Yasemin bekam eine ganz zittrige Stimme vor Rührung.

»Ja!«, rief Karin, »Ich musste meine Wange immer ganz fest an die Wohnzimmertür pressen, um ungestört sprechen zu können!«

»Und dann telefonierte man ein, zwei Stunden mit der besten Freundin, und die Eltern ermahnten einen immer, endlich mal aufzulegen, jedes Mal, wenn sie vorbeikamen. Schließlich kostete das noch richtig was! Das hat vielleicht genervt! Und dann wunderte sich die Mutter, wenn man, kurz nachdem man aufgelegt hatte, sich mit genau der Freundin traf, mit der man gerade stundenlang gequasselt hatte!«, trug ich meinen Teil zur Telefonerinnerung bei.

Ja, in der zweiten Pubertät denkt man gerne an seine erste. Wir Nochmalpubertiere sehen uns in unseren Jetztpubertieren und lieben es, zu vergleichen. Und uns zu wundern.

»War es nicht auch ganz schön krass für unsere Eltern, als es endlich Privatfernsehen gab, und nicht mehr nur drei Sender?« Yasemin runzelte die Stirn.

Karin seufzte: »Ach, ich vermisse dieses ›nur drei Sender‹ geradezu. Es ist doch einfach zu viel! Wie soll man sich denn da entscheiden!

Wir haben ja Prime, Sky, Magenta und Netflix. Bernd sagt, wegen der Sportsendungen sei das wichtig.«

»Mir ist das auch zu viel«, pflichtete ich ihr bei, »ich weigere mich standhaft, das kommt mir alles nicht ins Haus. Wir können Gott sei Dank nur sechs Programme empfangen: ARD, ZDF und die Dritten. Aber da kommt meist nichts, was mich interessiert, und dann lese ich ein gutes Buch. Das machen die jungen Leute doch kaum noch, die können sich ja gar nicht so lange auf eine Sache konzentrieren!«

»Oder eine Karte lesen!«, grätschte Silvia in unser Mediengespräch. »Leo und Lina werde ich mal im Wald ohne Handy aussetzen, nur mit einer Wanderkarte, und dann sollen sie allein wieder nach Hause finden! Die weigern sich, das zu lernen, weil sie sagen, sie hätten doch immer ihr Navi dabei! Und was, wenn der Akku leer ist? Oder mal kein Empfang da ist?«

»Dann finden sie bestimmt in der Nähe ein Knusperhäuschen und können sich erst einmal satt essen. Im Ernst, hast du dich als Jugendliche für Landkarten interessiert?«, fragte Yasemin.

»Na klar, ich war sogar bei den Pfadfindern! Und ich habe Interrail gemacht! Und bin wohlbehalten wieder zu Hause angekommen!«

»Mein Navi waren meine Eltern. Jedenfalls sehr lange.«

Unser Nachmittag verging im Fluge in einer Mischung aus Empörung, Neid, Früher-war-alles-besser-Laune und einer riesigen Portion Melancholie.

Bis Yasemin plötzlich mit bestimmter Stimme verkündete: »Nur, weil es schon eine Weile her ist, dass wir 16 waren, heißt das doch nicht, dass wir das alles heute nicht mehr machen können! Wir können immer noch tanzen gehen, bei der besten Freundin übernachten und quatschen bis zum Morgengrauen, eine Kneipentour machen und mit fremden Männern flirten, Klingelstreiche und auf Bäume klettern!«

»Ja, mal wieder tanzen wäre ganz nett«, kam die ernüchternde, einhellige Zustimmung von uns allen. Yasemin sah uns der Reihe nach an, Unglaube und Zorn sprühte aus ihren Augen: »Hey, das Gute ist, dass wir das alles schon einmal gemacht haben, wir wissen also, wie es geht! Das sollte uns doch ermuntern, es wieder zu tun! Und wieder und wieder! Im Regen tanzen habe ich vergessen! Und da gibt es noch viel mehr! Wir sind lahm geworden. Oder, wie die jungen Leute sagen, lame.«

»Sachte, sachte, liebe Yasemin.« Silvia legte ihr eine Hand auf den Arm. » Wir sind nicht lame, wir sind nur in anderen Bereichen rebellisch.«

»Und zwar?« Jetzt war ich auch gespannt. In Sekundenschnelle hatte ich meine Freizeitaktivitäten gescannt und nichts, was auch nur im Ansatz etwas mit Rebellion zu tun haben konnte, war mir in den Sinn gekommen. Außer vielleicht Zimmerpflanzen umtopfen.

»Weil wir nur Bio kaufen und ich Vegetarierin bin?«, fragte Karin zögernd.

»Nein! Wir gehen joggen, wir machen Flohmarkt, wir fliegen einfach mal ein Wochenende nach Rom …« Silvia strahlte.

»Fliegen? Wegen Klimawandel und so?«, wunderte sich Karin.

»Nein, wir machen einfach, wir sind spontan, wir denken nicht ewig lang über alles nach …«

»Und wir halten Sachen für rebellisch, die es einfach nicht sind! Mädels, ich denke, ja, tanzen gehen finde ich gut, solange ich um

Viertel nach elf im Bett liege. Am Wochenende meinetwegen auch mal um Mitternacht. Und auch nur, wenn eine von euch rauskriegt, wo man in unserem Alter überhaupt noch tanzen gehen kann. Ich habe keine Lust, mir in der Disco, oder im ›Club‹, wie man heute wohl sagt, wie eine Lehrerin auf Klassenfahrt vorzukommen. Und jetzt muss ich zur Pediküre.« Ich klopfte dreimal auf den Tisch, natürlich ironisch, und verabschiedete mich: »War mal wieder schön mit euch! Macht's gut, bis zum nächsten Mal!«

Ich freue mich schon darauf. Wahrscheinlich war das auch etwas für Nochmalpubertiere: Veranstaltungen, die regelmäßig stattfanden. Man wusste, dass man sich in dieser Konstellation mindestens viermal im Jahr wiedersah. Und ja, es war tatsächlich so, dass einem die Abstände zwischen regelmäßigen Aktivitäten immer kürzer vorkamen, je älter man wurde.

SILVESTER — NA UND?

Dass uns die Jahresendfeierlichkeiten einmal einfach lästig werden würden, hätten wir uns nie träumen lassen. Auch wenn wir schon von einigen Nochmalpubertieren gehört hatten, dass sie »nichts Besonderes« zu diesem Anlass vorhätten. Genauer gesagt war es eigentlich nur ich, die bei dem Gedanken an Silvester nervös wurde.

»Am nächsten Tag ist einfach Dienstag«, hatte Ralf zu mir gesagt, als ich schlecht gelaunt und unruhig gefragt hatte, was wir denn nun am 31.12. machen wollten.

»Ja, das stimmt schon, aber irgendwie beginnt da doch ein neues Jahr, und wer weiß, was das bringt, und irgendwas muss man doch machen, man kann doch nicht einfach nichts machen!«, hatte ich geantwortet. Nicht, dass ich Lust hatte, etwas »Besonderes« zu machen, schließlich waren die Feiertage bei meiner und Ralfs Verwandtschaft sowie die zahlreichen Freundegeburtstage (warum mussten die auch noch alle zwischen den Jahren geboren worden sein?) anstrengend genug gewesen, sodass ich nichts gegen einen Abend auf der Couch mit einem Film einzuwenden gehabt hätte, aber ich verspürte etwas wie einen gesellschaftlichen Zwang, bei den Jahresabschlussfeierlichkeiten mitzumachen. Oder das Bedürfnis, nichts verpassen zu wollen.

Das konnte ich nicht so gut unterscheiden. Schließlich musste man, wenn man es verpasste, ein ganzes Jahr warten! Darauf wies ich Ralf hin, als wir auf dem Weg von einer Geburtstagsparty nach Hause waren.

»Aber das ist doch Kokolores!«, ließ mich mein Mann wissen. Und er hatte recht! Und das wusste ich auch! Aber mein Gefühl war ein anderes: »Früher habe ich mich doch immer sehr gefreut auf dieses Fest: Glitzer, Freunde, tanzen, vielleicht einen Schwips haben, sich besinnen auf alles, was im letzten Jahr war, Hoffnungen und Wünsche an das neue Jahr stellen, Rituale, Traditionen – und jetzt ist uns das alles zu anstrengend?«

»Ja. Weil wir schon viele Silvester erlebt haben, und die Jahre ähnelten sich und die Silvester auch, und wir sind realistischer geworden im Laufe der Zeit. Silvester ist auch nur ein Wochentag wie jeder andere, und Neujahr auch.« Mein Mann schien das wirklich so zu meinen, wie er es sagte.

»Haben wir denn überhaupt keine Träume mehr?« Mir schossen die Tränen in die Augen. »Wünschen wir uns nichts mehr von einem neuen Jahr? Früher habe ich an Silvester extra eine rote Unterhose getragen, damit ich im neuen Jahr meinen Traummann kennenlerne!«

»Das brauchst du ja nicht mehr!«, unterbrach mich mein Traummann.

»Ja, schon, aber so Sachen wie Bleigießen!«

»Das ist verboten. Man macht jetzt Wachsgießen! Und da erkennt man eh nix, also kann man es auch gleich sein lassen!«

»Aber ich habe einmal einen Tennisschläger gegossen und dann mit Badminton angefangen! In dem Jahr!«

»Na und?« er sah mich an wie ein lästiges Insekt. Also, wie man ein lästiges Insekt ansah, nicht wie ein lästiges Insekt einen ansah.

Wir waren von Freunden in Berlin zu einem Silvesteressen im kleinen Kreis eingeladen, das hatten wir aber abgesagt, weil Ralf »nicht noch mal wegfahren« wollte. Außerdem wollten andere Freunde mit 20 Leuten ins Theater und danach bei sich weiterfeiern. Das erschien uns beiden zu aufwändig. Selbst eine ganz kleine Feier mit einem anderen Paar hatten wir abgesagt, weil wir uns nach dem Weihnachtsstress nicht vorstellen konnten, irgendeinen der kommenden Tage nicht mit Captain Jack Sparrow & Co. auf dem Sofa zu verbringen.

»Wir könnten Alex und Jörg fragen, ob wir doch zusammen feiern wollen.«

»Wir haben gestern abgesagt. Wir können nicht heute wieder zusagen! Außerdem will ich an Silvester früh ins Bett.« Ralf gähnte. Wir hatten beide keine Lust gehabt, Alkohol zu trinken, deshalb hatten wir uns fast gekloppt, wer nach Hause fuhr. Aber da ich hingefahren war, war es mehr recht als billig, dass Ralf uns zurückbringen durfte. Nach den Weihnachtsfeiertagen, an denen wir uns fremdbestimmt gefühlt hatten, war es wohltuend, mal wieder volle Kontrolle über unser Leben zu haben – deshalb machte Autofahren plötzlich richtig Spaß.

»Bernd und Silvia gehen auch früh schlafen. Wir haben das noch nie gemacht, und das ist doch auch so eine Art Abenteuer …«, versuchte Ralf mich zu locken, während er mit einem Blitzstart die Ampel hinter sich ließ. »Wünsche fürs neue Jahr können wir uns ja vorher schon erzählen! Jetzt zum Beispiel.«

»Im Auto? Da kannst du dich doch gar nicht konzentrieren! Und unromantisch ist es auch! Und irgendwie völlig panne. Wir brauchen dafür doch Ruhe! Und wir wollen sie vielleicht aufschreiben! Im Kerzenlicht!« Anscheinend war ich die Romantikerin von uns beiden. Was für ein Klischee!

»Hey, Süße, ich hab einfach keine Lust auf dieses ganze Getue. Wir sind gleich da. Ich bin hundemüde, ist ja auch schon halb zwölf, ich gehe direkt in die Falle.«

Sobald Ralf geparkt hatte, stürzte ich aus dem Auto und riss auf der Fahrerseite die Türe auf: »Was machen wir Silvester?«

Er stieg aus, machte den Wagen zu und seufzte: »Was wir Montag machen? Das, was wir immer machen, wenn wir frei haben. Oder oft. Wir essen etwas und dann lesen wir, oder gucken einen Film, vielleicht arbeite ich noch ein bisschen.«

»An Silvester arbeiten? Bist du noch ganz gescheit?«

»Viele Menschen müssen am Montag arbeiten. Wir haben immerhin die Wahl!«

»Das wäre dir vor 20, ach, was sag ich, vor fünf Jahren noch nicht eingefallen! An Silvester zu arbeiten!«

»Nein, weil ich da noch jung und übermütig war. Heute bin ich schlauer! Und müder.«

Ich gab mich geschlagen. Er hatte ja recht: Wenn das Darüber-Nachdenken schon so anstrengend war, wie aufreibend würde dann erst Silvester werden? Dann würde ich eben auch arbeiten. Zwei, drei Kapitel schreiben und dann vielleicht noch einen Film ansehen und ins Bett. Hoffentlich war das Geböller nicht so laut, dass es einen am Schlafen hinderte. Es ging doch nichts über acht Stunden Nachtruhe. Auch nicht an Silvester.

HOT, HOT, HOT!

Das Schöne an Hitzewallungen war ja, dass man Heizkosten sparte! Hitzewallungen im Winter draußen an der frischen Luft waren einfach herrlich! Man konnte auch bei Minusgraden im Übergangsmantel (wie treffend war dieses Kleidungsstück in unserem Alter! Man sollte ab Mitte 40 ganzjährig Übergangsmantel beziehungsweise -jacke tragen! Für alle sichtbar!) hinaus ins Leben, die eigene Heizung hatte man ja immer dabei!

Und wallte es einen im Sommer, war das auch nicht schlimm, immerhin war es sowieso heiß, da fielen ein paar Schweißflecken mehr auf der Bluse auch nicht auf. Dieses herrliche Gefühl, plötzlich über die Maßen gut durchblutet zu sein, alles, was man ohne Jugendgefährdung von sich werfen konnte, abzuwerfen, und sich hechelnd frische Luft zuzufächeln – das machte doch das Frausein aus! Nicht dieses Geschmiere alle vier Wochen, krampfartige Bauchschmerzen, der stündliche Sprint auf Toilette um zu checken, ob die weiße Hose weiterhin als solche zu erkennen und zu tragen war – das war doch eine pure Neckerei der Natur, eine Laune, die nervte, im Gegensatz zur vollkommen überraschend einsetzenden Hitze. Da gab es keine »Regel«, das kam spontan, nicht nur einmal im Monat, nein, sogar öfter am Tag wurde man überrascht!

Kein Ehemann fragte genervt: »Gehst du schon wieder shoppen?« Im Gegenteil, für frische Blusen, T-Shirts und Leinenhosen drückte er einem immer wieder gern seine Kreditkarte in die Hand, wusste er als Mann doch, was schwitzen hieß, auch wenn er sich über die schweißtreibenden Anlässe bei seiner Frau sehr wunderte. Sitzen etwa, war einer. Und liegen. Sprechen genauso wie lesen oder atmen. Selbst im Schwimmbecken sorgte eine Frau im Wechsel für einen höheren Wasserstand. Und der Versuch, sich abzutrocknen, war jedes Mal für die Katz.

Doch Hitzewallungen hatten noch ganz andere Vorzüge: Wer, außer mir, hat schon einmal einen Selbstverteidigungskurs mitgemacht? Und hatte danach mehr Angst als zuvor, weil man jetzt endlich wusste, wo überall böse Angreifer auf einen lauern konnten? Ich bin damals ein halbes Jahr nur noch mitten auf der Straße nach Hause gegangen, egal, zu welcher Tages- oder Nachtzeit. Das schien mir sicherer als irgendwelche Büsche und zwielichtige Hauseingänge zu passieren.

Hätte ich in der Zeit schon gewusst, welche unglaublichen Vorteile mir mein »Mittelalter« einmal bringen würde, ich hätte mich sehr darauf gefreut! Schließlich glitschte man dank seiner ständigen übermäßigen Schweißproduktion einem jeden Angreifer mühelos aus den Händen, ja, wenn man Glück hatte, ekelte sich der böse Bube sogar vor den warmen Körperflüssigkeiten und den damit einhergehenden Gerüchen. Eine eingebaute Abwehr, sozusagen – herrlich!

Auch vor unschönen Annäherungsversuchen unattraktiver Herren waren wir gefeit, wenn wir unsere knallrote Birne mit feuchtsträhnigem Haar präsentierten, es unter den Achseln müffelte und wir uns prustend unserer Garderobe entledigten.

Gut, Kaffeetrinken wurde schwierig, weil das Koffein bereits nach dem ersten Schluck eine Hitzewelle vom großen Zeh bis in die blondierten Strähnchen schickte, wie man sie noch nie erlebt hatte. Aber so gewöhnte man sich auch sehr schnell das böse, böse koffeinhaltige Getränk ab! Ein milder Grüntee war sowieso viel gesünder mit seinen Antioxidantien und förderlichen Gerbstoffen!

Hach. Wenn es die Hitzewellen nicht schon gäbe, man müsste sie erfinden! Ab Mitte, Ende 40 würde man als Frau nur noch Overalls mit eingebauten Heizelementen tragen! Warum Overalls? Na, damit die Hitze nicht so schnell heraus kann! Ein Armband mit Thermostat ums Handgelenk, und dann nach oben regeln. Eine Ein-Frau-Sauna-To-Go. Das wäre ein Renner! Man sollte sie schon ab Mitte 30 tragen, um sich an die herrlichen Temperaturen zu gewöhnen! Eigentlich schade, dass wir sie jetzt nicht mehr brauchten.

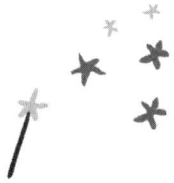

ICH HABE NICHT NAH AM WASSER GEBAUT, ICH WOHNE AUF EINEM HAUSBOOT!

Natürlich ging ich allein ins Kino. Das machte mir wesentlich weniger aus, als es jeder meiner Freundinnen etwas ausmachte, mit mir zusammen einen Film zu gucken. Denn ich heulte im Kino. Das war nicht immer so gewesen, früher hatte ich höchstens »mal ein Tränchen verdrückt«. Jetzt heulte ich wie eine Katastrophensirene. Nur länger. Meine Freundinnen – jedenfalls die in meinem Alter – heulten auch im Kino, und ich meine, sie verloren dabei auch ein, zwei Liter Flüssigkeit, aber irgendwie kriegten die das eleganter hin, und so, dass selbst ich es nicht gut mitbekam. Was auch ganz prima war, denn hätte ich davon Wind bekommen, hätte ich noch viel mehr heulen müssen, und das konnte niemand wollen.

Warum ich mir denn überhaupt so schlimme Filme anguckte, könnte man jetzt fragen. Ich guckte keine schlimmen Filme. Extra nicht, weil ich bei denen wusste, dass ich da besonders stark heulen musste und mich überhaupt nicht mehr einkriegte. Aber: Heulen musste ich grundsätzlich bei allen Filmen. Wenn sie ihn kriegte genauso wie wenn sie ihn nicht kriegte. Wenn sie als Einzige überlebte genauso, wie wenn sie als Einzige starb – oder wenn alle überlebten. Wenn ein Minion hinfiel. Wenn ein Ork starb. Bei der Erkennungsmusik von »Madagaskar« – egal, welcher Teil. Ich flennte. Weil ich gerührt war, weil ich mich freute, weil ich traurig war, weil ich nicht mehr Herrin meiner Hormone war. Es weinte mich, so wäre es vielleicht besser formuliert.

Aber deshalb aufs Kino verzichten, das wollte ich nicht, denn das brachte auch nicht so viel. Schließlich heulte ich vor dem Fernseher genauso, oder im Bett, beim Buchlesen. Wenn im Radio ein rührendes Stück gespielt wurde, etwa etwas von Rammstein. Oder wenn mir meine Tante von ihren Nierensteinen erzählte, ein Nachbar von seinem eingewachsenen Zehennagel oder von seinem Pudel, der völlig verunstaltet vom Hundefriseur »Für alle Felle« zurückkam. Wenn ich las, dass der letzte Lottojackpot an einen Hamburger gegangen war, heulte ich, weil ich mich so mitfreute, genauso bei Hochzeiten oder Babyverkündigungen im englischen Königshaus. Ich heulte, wenn bei Hagenbeck ein neues Robbenbaby auf die Welt kam oder ich vergessen hatte, den gelben Sack rechtzeitig rauszustellen.

Was ich damit sagen möchte: Ich war extrem dünnhäutig geworden. Bezog alles auf mich, selbst die Fragen meines Mannes, etwa, ob wir noch irgendwo Pfefferkörner für die Pfeffermühle hätten.

Dass das ein wenig anstrengend für ihn war, konnte ich mir schon vorstellen. Für mich war es das auch. Ich war kurz davor, das bei meiner Frauenärztin einmal anzusprechen. Zumal mein Mann mich angefleht hat, das »auf jeden Fall so schnell wie möglich« mit ihr zu klären. Was man dagegen machen konnte. Er wollte mich sogar schon in die Notaufnahme bringen, weil er es nicht mehr aushielt. Dazukam angeblich meine »unglaublich schnelle Reizbarkeit«. Ich sei wie Mais auf der heißen Platte. Das konnte ich so nicht bestätigen. Warum sollte ich schneller gereizt sein als früher? Weil es mich nervte, dass mein Liebster nach der Pediküre seine Zehennägel nicht vom Badewannenrand entfernte? Das hatte mich immer schon extrem angestrengt! Dabei stand der kleine Badabfalleimer ja direkt neben der Badewanne! Oder dass er immerzu und ohne Unterlass in unserer gemeinsamen Freizeit vor dem Rechner saß, wahlweise vor dem Tablet oder am Handy? Ja, das stresste mich kolossal! Aber nicht erst neuerdings! Es war sowas von unfair, jetzt plötzlich so zu tun, als hätte ich in den letzten Wochen oder Monaten plötzlich eine enorme Reizbarkeit entwickelt! Ich WAR einfach von Natur aus wahnsinnig reizbar, nicht erst jetzt, verdammte Axt!

Aber nein, das »habe deutlich zugenommen«, deshalb könne er auch »nicht mehr neben mir im Auto sitzen, weder, wenn er fährt« noch, und das »sei noch viel schlimmer«, wenn ich fuhr. Weil ich im Straßenverkehr angeblich fluchte wie ein Bierkutscher, nur ausfallender, und das sei ihm unangenehm und auch peinlich. »Dass sich eine Frau so verhält!« Das musste man sich mal auf der Zunge zergehen lassen! Er war doch früher emanzipiert! Und deswegen waren wir doch verheiratet! Das war es doch, was ihm an mir gefallen hatte! Mein Temperament! Meine Lebendigkeit! Meine Lebensfreude! Und jetzt fluchte ich plötzlich zu viel??

Ja, ich gebe zu, ich ärgerte mich vielleicht etwas öfter als noch vor fünf Jahren. Es fiel mir schwerer, mich im Zaum zu halten, ja. Wenn ich früher bei einem Auto, das beim Abbiegen nicht blinkte, kurz

»Idiot!« gebrüllt hatte, so hupte ich jetzt, ließ einen mindestens achtsilbigen, nicht jugendfreien Fluch los und wäre am liebsten sofort aus dem Auto gesprungen, hätte den Nichtblinker aus seinem Auto gezerrt und ihm – neben der Wiederholung des Fluchs – eine halbstündige Predigt über den in jedem Auto eingebauten Richtungswechselanzeiger gehalten. Leider war es bisher noch nicht dazu gekommen, weil der – ebenfalls serienmäßig im Auto eingebaute – scheiß Sicherheitsgurt in Ragesituationen nicht schnell genug von mir geöffnet werden konnte. Ich war neuerdings so außer mir, dass ich diesen verfickten Knopf zum Öffnen des verdammten Drecksgurtes dann nicht fand! Aber das hatte nichts mit den Hormonen zu tun! Das war so, weil ü-ber-haupt keiner mehr blinkte. Das nervte mich einfach kolossal. Da konnte ich wirklich, konnte ich da …

Der Wechsel zwischen himmelhochjauchzend – zu Tode betrübt, und froh wie der Mops im Haferstroh und wütend wie der AfD-Ortsverein auf der Love Parade sei bei mir »geradezu erschreckend plötzlich«, ließ mich mein Mann neulich wissen. Und ja, da musste ich ihm ein wenig recht geben. Ganz so ausgeglichen war ich nämlich wirklich nicht, verdammte Scheiße.

Wenn ich das auch nicht für so schlimm hielt, schließlich hieß es laut eines Artikels auf Facebook, dass nur besonders intelligente Menschen viel fluchten. Ich wurde also immer schlauer – und nicht jähzorniger! Ich musste Ralf den Link zum Artikel unbedingt schicken.

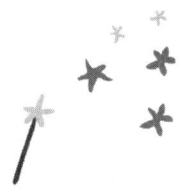

IM YOGA-BOOTCAMP

Warum rannten neuerdings alle zum Yoga? Weil es sehr gut sein sollte. Nicht nur für die Figur, sondern auch und gerade für mehr Gelassenheit, weniger Stress, besseren Schlaf und um gesund alt zu werden. Also schloss ich mich an. Gemeinsam mit meiner Freundin Karin wollte ich aber nicht zu irgendeinem Yoga, oh nein, Bikram-Yoga war der heiße Scheiß, im wahrsten Wortsinne: Denn es war praktisch eine Kombination aus Sauna und Yoga, man machte die Übungen (Asanas) bei 38 bis 40 Grad. Das Tolle war, dass man dafür nicht auf die Malediven fliegen musste, sondern dass man es bei uns in einer mega-angesagten Yogaschule in der Nähe praktizieren konnte.

Wahnsinnig gesund sollte es sein, weil der Körper durch die Hitze wie in der Sauna Schadstoffe loswurde, man seine Abwehrkräfte stärkte und gleichzeitig die Gefahr von Überdehnung und Überstreckung minimiert wurde. Man war sehr viel gelenkiger als ohne die Hitze und hatte Bewegung und Sauna in einem – es musste fantastisch sein, und man sparte auch noch Zeit! Madonna machte es, Helene Fischer vermutlich, und bestimmt auch Thomas Anders.

Karin war sehr aufgeregt davor. »Was ziehen wir denn da an? Man schwitzt da wohl, oder was meinst du?«, fragte sie mich am Telefon.

»Nein, das kann ich mir nicht vorstellen, außer, man hat eine Hitzewallung.« Ich gönnte mir eine Pause, die ich zum Augenrollen nutzte. Karin war manchmal wirklich ein bisschen naiv. »Natürlich schwitzt man da! Erinnerst du dich nicht an unseren gemeinsamen Spanienurlaub, als es die gesamten zwei Wochen ständig 40 Grad und mehr hatte, wir jeden Tag nur im klimatisierten Hotel gesessen haben und lediglich abends um 10 mal kurz rausgegangen sind, weil es uns unangenehm war, überhaupt nichts von Barcelona mitzukriegen außer unserem Ibis-Hotel? Da war unser Aggregatzustand doch selbst dann gasig, wenn wir nur am Pool gesessen haben! Mit eiskaltem Getränk in der Hand und ständiger Abkühlungsdusche! Warum sollten wir dann nicht schwitzen, wenn wir bei den Temperaturen stundenlang anstrengende Yogaübungen machen? Hm?« An ihrem Schweigen merkte ich, dass ich wohl etwas gereizt geklungen haben musste. »Entschuldige«, lenkte ich ein, »Ich fühle mich heute wieder, als hätte ich einen Ameisenhaufen gefrühstückt. Einen brennenden. Kein schönes Bild, ich weiß. Aber du hast gefragt.«

»Nein, hab ich nicht … Also, was ziehst du an?«

»Irgendwie möglichst wenig, aber dann doch so viel, dass ich beim Wet-T-Shirt-Contest den letzten Platz belegen würde. Das sind ja gemischte Gruppen, habe ich gelesen.«

»Ok, das mache ich auch. Bis nachher!«

Selbstverständlich war die Yogaschule in einem ehemaligen Fabrikloft. Die weißen Mauern und bodentiefen Fenster machten schon, dass ich mich etwas entspannt fühlte. Außerdem duftete es genau so, wie es in einer modernen Einrichtung, die im weitesten Sinne mit Wellness, Bodycare und Mindfulness (wie sagte man das noch mal auf deutsch?) zu tun hatte, riechen musste: nach einer Mischung aus Thermalbad, Kräuteraufguss und gutem Körpergefühl. Ja, so roch ein gutes Körpergefühl. Oder jedenfalls das, was alle Marketingfritzen von Wellnesstempeln auf der ganzen Welt dafür hielten.

Am Empfang bezahlten wir unsere Probestunde und wurden von einer freundlichen jungen Frau in einer Art Karate-Anzug in die kommende Yogastunde eingewiesen.

»Trinkt lieber jetzt ordentlich, nachher ist es besser, ihr bleibt im Fluss und trinkt während der Stunde nichts, außer im Notfall. Der Trinkbrunnen ist da drüben, vor der Umkleide. Die Duschen findet Ihr auf der anderen Seite der Umkleide.«

Einerseits mochte ich es, wenn kaum 20-Jährige mich duzten – machte es mich doch unheimlich jung –, auf der anderen Seite fühlte es sich auch schnell anbiedernd an, so als hätte ich es nötig, mich unheimlich jung zu fühlen. Aber alle zu duzen war nun einmal genauso aktuell wie mit acht verschiedenen Kreideschriften auf eine schwarze Tafel zu schreiben, es war einfach angesagt. In »unserem« Yogastudio stand auf einer großen Tafel über dem Empfangstresen: »Es ist nie zu spät« – und dann irgendwas mit Gulasch. Ich konnte die Schrift nicht entziffern, dazu war zu wenig Zeit, denn jetzt galt es, sich umzuziehen, die Stunde sollte gleich beginnen.

Karin hatte sich für eine knielange, schwarze Radlerhose und ein pinkfarbenes Top mit Spaghettiträgern entschieden, ich trug eine grüne, dreiviertellange Pumphose und ein dunkelblaues, ärmelloses Shirt mit Wasserfallkragen. Das sollte ich in den kommenden anderthalb Stunden bereuen. Das Shirt. Schließlich befindet man sich beim Yoga die meiste Zeit in Positionen, in denen man sich wünscht, man trüge etwas weniger Offenherziges. Denn ja, es waren Männer da. Drei an der Zahl. Aber ich hätte auch den anwesenden acht Damen den Anblick meiner in einen knappen Sport-BH aus den 80ern gequetschten Möpse zu gern erspart, aber dafür war es jetzt zu spät. Denn nach einer kurzen Begrüßung durch eine extrem schlanke, riesengroße, durchtrainierte junge Frau mit lockigem Pferdeschwanz starteten wir direkt in den herabschauenden Hund. »Na los jetzt, den kennt doch wohl jeder, auch ihr Neuen, das erzählt ihr mir nicht, dass ihr den herabschauenden Hund zum ersten Mal macht? Das ist ja erbärmlich!«, blaffte uns die herbe Schöne im Feldwebelton an, als wäre das hier ein Bootcamp der Marines und kein Eppendorfer Yogaloft.

Warum sich der Erfinder dieser Pose als Namen ausgerechnet für den treuesten Freund des Menschen entschieden hatte, wollte ich zu Hause einmal nachlesen, schließlich fühlte ich mich, auf allen Vieren, den Hintern in die Höhe gereckt, den Kopf nach unten hängen lassend, nicht mehr Hund als Katze, Eichhörnchen oder die kleine Raupe Nimmersatt. Vielleicht vertrugen Hunde diese Hitze besonders gut? Denn das war es: heiß. Feucht-heiß. Das Feldwebel-Model schien nirgendwo auch nur ein winziges Schweißmolekülchen zu haben, als ich schon von einem großen Fass eiskalten Wassers und einer kühlen Dusche zu fantasieren begann und merkte, wie mir kleine Rinnsale überall hinunterliefen. Auch in die Augen. Dabei hatten wir erst mit dem Anfang vom Morgengruß begonnen. Ich konnte mir nicht vorstellen, bis zum Gute-Nacht-Sagen durchzuhalten.

Die zahlreichen Spiegel im Raum machten mir die Übungen nicht einfacher, sah ich doch nicht mich, sondern ein keuchendes, rotes, nassgeschwitztes Wesen mit wirrem Haar, das Jabba dem Hutten aus

»Star Wars« zum Verwechseln ähnlich sah, auch wenn der keine (grüne) Hose trug, wesentlich weniger Haar hatte als ich und ich mich nicht an aus seinem Top quellende sekundäre Geschlechtsmerkmale erinnerte; allein seine Ausmaße und dieselbe Gelenkigkeit machten uns zu eineiigen Zwillingen.

Ich schielte hinüber zu Karin und fand sie erst nicht, bis ich sie in einem nassen, keuchenden Haufen ausmachte. Es ging ihr anscheinend ähnlich wie mir und es tat gut, mit meinen Beschwerden nicht allein zu sein.

Was für eine irrwitzige Idee von uns, zu denken, die 38 Grad würden auch nur eine Bewegung von selbst geschehen lassen? Ich hatte den Text im Kopf: »Durch die hohe Außentemperatur müssen wir uns nicht besonders aufwärmen, sondern unsere Sehnen und Muskeln können gleich zu Beginn geschmeidig mit dem Dehnen und Strecken beginnen«, oder so ähnlich hatte es da gestanden. Als würden unsere Sehnen und Muskeln das ohne uns machen, nur weil es so heiß war! Nein! Wir mussten dennoch mitmachen. Die Übungen gingen vielleicht lockerer von der Hand als draußen im sibirischen Winter, aber von geschmeidig konnte keine Rede sein. Jedenfalls nicht bei mir, und, wie es schien, auch nicht bei Karin.

Ich musste einen Moment verschnaufen und setzte mich dazu auf meine feuchte Matte. Da aber alles an mir sich in humidem Glibber auflöste, störte mich das nicht weiter. Um mich herum schienen alle schon seit Jahren in Übung zu sein, denn es sah einfach super aus, wie sie von einer Asana in die nächste hinüberglitten. Geflexte Füße, aufrechte Wirbelsäulen und kerzengerade Arme umgaben und frustrierten mich – da würde ich niemals hinkommen!

»Na, keine Müdigkeit vortäuschen, wir gehen jetzt schön in die Kobra, Arme strecken, Kopf hoch, Bauch einziehen und halten!« Das Model stand neben mir und zerrte mich in Position. Karin sah das und beeilte sich schleunigst, sich zumindest andeutungsweise meiner Yogafigur anzunähern. »Das kann jetzt am Anfang noch nicht so klappen, ihr seid ja heute erst zum ersten Mal dabei, wer so spät anfängt, braucht sich nicht zu wundern, dass er es noch nicht perfekt schafft.« Alle sahen jetzt zu uns herüber und ich hatte das Gefühl, dass mein Kopf noch röter wurde, als er sowieso schon war.

Das Model klatschte in die Hände: »Weiter geht's, meine Damen und Herren!«

Und schon warfen sich alle rückwärts auf den Boden und versuchten, ihre Unterschenkel in die entgegengesetzte Richtung, also nach oben, zu drücken. Jedenfalls sah es für mich so aus. Konnte man mit Yoga seine Knie dazu bringen, die Richtung zu ändern? Interessant.

Inzwischen war irgendwo ein Zimmerspringbrunnen angegangen, ach nein, das war nur der Herr rechts von mir, ich hatte mich schon gewundert, warum er unter seiner Yogamatte noch eine Inkontinenzunterlage liegen hatte. Nun war es klar. Er tropfte wie der sprichwörtliche Kieslaster, Sturzbäche ergossen sich auf seine Unterlagen, aber der Mann kauerte sich mit konzentrierter Miene in seine Pfützen und folgte den Anweisungen unseres weiblichen Drill-Instructors.

Denn der Ton des Yogamodels wurde immer schärfer: »Nicht glotzen, machen! Los, das Bein geht da noch durch, wir haben es hier wahrlich warm genug, da ist schon alles geschmeidig …« Ich sah gerade noch, wie sie Karins Bein hinter ihr Ohr zerrte, da schwappte ein

Schwall frischen Männerschweißes auf meinen nackten Fuß. »Igitt« und »Gott sei Dank nicht ins Gesicht«, dachte ich gleichzeitig und versuchte den Herrn neben mir dennoch freundlich anzulächeln, was aber schlecht ging, wenn man sich im halben Kopfstand befindet, wie ich blitzschnell bemerkte.

»Es gibt Duschen hier, bloß nicht anstellen!«, herrschte die Tussi mich aus einer Position an, bei der ich mich wunderte, dass ihr Kopf trotz allem noch mit dem Rest des Körpers verbunden schien. Diesmal hatte ich nämlich einen Schweißschwall ins Gesicht gekriegt. Verzweifelt suchte ich Karins Blick. Auch sie sah nicht glücklich aus. Kein Wunder, war sie doch so verknotet, dass meine Bemühungen, bei ihr vorne und hinten, oben und unten auszumachen, nur deshalb gelangen, weil ich wusste, welche Farbe ihre Hose und ihr Top hatten.

Mir reichte es. Schon längst war der einzige Unterschied zu einem Vollbad, dass ich mir selbst das warme Wasser zur Verfügung stellte. Zudem frustrierte mich jeder misslungene Versuch, auch nur ansatzweise irgendwas wie Yoga hinzukriegen, mehr und mehr.

Komm, wir gehen, signalisierte ich Karin in international gültiger Zeichensprache. Sie wand sich aus ihrer schmerzhaften Verrenkung, und auch ich sortierte meine Glieder, überrascht und froh, dass keine Wade, kein Ellenbogen oder Nackenwirbel auf der Strecke geblieben war und sich doch alles wieder am gewohnten Platz befand, wenn auch zitternd und nicht mehr so schmerzfrei wie davor.

»He da – zurück auf die Matte!«, schnarrte der Befehl von unserem Feldmarschall, aber wir gaben Fersengeld, hoffend, dass sie uns nicht bis in die Umkleide verfolgen würde, schließlich waren noch genügend andere Schüler da, die sie herumkommandieren konnte.

Erschöpft sanken wir auf die Umkleidebank. Ich guckte auf die Uhr. Es waren gerade einmal 15 Minuten vergangen. »Wie um alles in der Welt halten die das anderthalb Stunden aus?«, fragte ich meine Leidensgenossin.

Sie wimmerte: »Ich habe mir irgendwas verdreht. Aua, mein Rücken!«

»Das kann nicht sein, es ist so heiß da drin, da ist alles extrem geschmeidig!« äffte ich den Ton unserer Zuchtmeisterin nach.

»Nee, ernsthaft jetzt, ich kann mich gar nicht richtig aufrichten!« Karin versuchte, sich gerade hinzusetzen, ließ das aber mit einem kleinen Schmerzensschrei sofort wieder und nahm eine Schonhaltung ein.

»Schmerzensgeld! Du musst die blöde Kuh verklagen! Hoffentlich bist du nicht gelähmt!«, versuchte ich meine Freundin aufzumuntern, die mir daraufhin einen sehr grimmigen Blick zuwarf. »Es wird schon wieder«, murmelte ich, in der Hoffnung, den Ausrutscher damit wieder wettzumachen.

»Kannst du mal an meinen Armen ziehen?«

Karin streckte sie mir entgegen, und ich tat wie mir geheißen. »Aah«, machte sie wohlig, dann krachte es hörbar und sie seufzte dankbar: »Schön. Jetzt ist es besser!«

Wir hatten beide keine Lust, irgendjemandem von der Truppe noch mal zu begegnen, am wenigsten der strengen Turnlehrerin, also stülpten wir nur unsere Pullis, Jeans und Jacken über die nassen Klamotten und sahen zu, dass wir Land gewannen. Duschen konnte man schließlich zu Hause. Auf dem Weg zu unseren Rädern schworen wir uns, dass Bikram in Zukunft ohne uns Yoga machen musste.

Zu Hause fiel ich nur ins Bett und erwachte anderntags mit einem fetten Muskelkater, der noch tagelang anhielt. Karin hatte sich zusätzlich eine ordentliche Erkältung zugezogen, und als ich einige Tage später eine Bewertung der Yogaschule ins Netz einstellen wollte, wusste ich: Karin hatte gerade vor mir geschrieben. Denn da stand: Yoga soll gut sein für Körper und Geist. Es soll entspannen und guttun. Ich hatte hier in der Yogaschule die wahrscheinlich schlimmste Viertelstunde »Sport« meines Lebens, ausgenommen die Schulstunde in der fünften Klasse, als mich mein Sportlehrer zusammen mit dem Referendar mit den Worten »Du kannst das!« über den Stufenbarren hievte, ich dem Referendar dabei das Knie in Auge und Nase rammte und er blutüberströmt zusammenbrach.

Hier in dieser Yogaschule wurde mir im übertragenen Sinn ein Knie in den Rücken gerammt, von einer sehr, sehr bösen Frau. Nein, es hat mir keinen Spaß gemacht mit Julia, im Gegenteil. Sie soll zurück nach Mordor, bevor sie andere Menschen verbal so zurichtet wie mich und meine Freundin. Gäbe es Minussterne, ich würde Wochen an meinem Rechner zubringen, um sie anzuklicken. Nie wieder!

P.S.: Außerdem war es mir zu heiß.

P.P.S.: Und was soll eigentlich das Gulasch auf der Tafel?«

Ich schrieb darunter: »Dem ist nichts hinzuzufügen.«

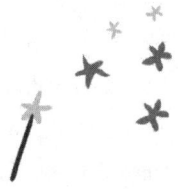

ICH ERINNERE MICH, ALS WÄRE ES NOCH GAR NICHT GEWESEN

»Wie heißt noch mal Melanies Schwester?«, oder: »Letztes Jahr, im Italienurlaub, wie hieß noch mal dieser Berg, an dem wir das Foto für deine Mutter gemacht haben?« Es ist egal, um welche Fragen es geht: Ich erinnere mich nicht. Ich habe mein Gehirn ausgelagert. Den größten Teil hat mein Mann abbekommen. Er erinnert sich nämlich an alles. Und dabei hieß es immer, Männer hätten auch Wechseljahre. Pah. Meiner nicht! Er wusste grundsätzlich alles noch, was wir miteinander erlebt hatten. Oder er allein. Ihm würde es nie passieren, einer Freundin von einem Kinofilm vorzuschwärmen und ihn ihr wärmstens ans Herz zu legen, nur um dann von ihr gesagt zu bekommen, dass sie den Film zusammen gesehen hätten.

»Hat irgendjemand meinen Hausschlüssel gesehen?«, rief ich fröhlich in die Runde, die aus meinem Mann bestand. »Nö. Also, ich jedenfalls nicht. Vielleicht jemand anders ...« Er sah sich gespielt verwundert um.

Natürlich suchte ich meinen Schlüssel. Ich hatte extra, wie bei den Toilettenschlüsseln an der Tankstelle, einen riesigen Anhänger drangemacht: Eine alte Autofelge, die ich mal am Straßenrand gefunden hatte. Ich war mir sicher, dass ich mit diesem Anhänger nie wieder meinen Schlüssel suchen musste. Natürlich waren meine Handtaschen auch dementsprechend gewachsen. Aber da ich viele sehr große Taschen besaß, konnte er immer in einer anderen sein. Nur nicht in Jackentaschen. Die waren zu klein.

Manchmal hatte ich auch Angst, dass sich mein Schlüsselbund vielleicht von der Felge gelöst haben könnte und nun irgendwo lag, wo ich ihn im Leben nicht vermutete. Puh. Dass er in keine Jackentasche passte, war nicht immer ein Vorteil. Denn meine Jacken musste ich ja trotzdem suchen. Davon hatte ich schließlich auch mehrere: leichte Sommerjacken, Übergangsjacken und dicke Wintermäntel. Und eine richtig dicke Winterjacke. Die Sommerjacken hingen an der Garderobe, außer, ich hatte sie im Herbst weggehängt, in den Schrank mit den Sommersachen. Und wenn der zu voll war, musste eben etwas ausgelagert werden, etwa an die Gästegarderobe. Die Übergangsjacken waren meist auch dort oder im Sommersachenschrank, außer sie hingen im normalen Kleiderschrank, weil ich im Jackenschrank keinen Bügel mehr gefunden hatte. Die dicken Winterjacken konnten überall sein; weil sie so dick waren, hängte ich sie meist dahin, wo noch Platz war, auch mal in Ralfs Schrank, der trug nämlich nur zwei Jacken: eine im Sommer, eine zu den übrigen Jahreszeiten.

Wenn sich das Wetter nicht entscheiden konnte, musste ich manchmal jeden Tag eine andere Jacke anziehen. Und selbst, wenn ich dann meinen Schlüssel und die Tasche hatte, musste ich noch die Jacke suchen. Meist hatte ich die Tasche dann ja aber nicht, weil ich diese natürlich auch farblich passend zu meinen Jacken und Schuhen auswählte. Und die Schuhe, die suchte ich natürlich auch immer. Jetzt war unsere Wohnung nicht so groß, dass man sich darin verlaufen könnte, aber ein Paar Schuhe wurde schon auch mal da abgestellt, wo man nicht unbedingt mit ihnen rechnete. Nur von mir wurden sie falsch abgestellt, natürlich. Aber meist nur deshalb, weil ich meine Hausschuhe an irgendeinem Ort gefunden hatte, etwa in der Küche. Was machten die Hausschuhe in der Küche?, fragen Sie zu Recht. Nun, ich werde sie wohl bei einer Essenszubereitung getragen haben und dann werde ich selbstständig, oder durch einen Anruf oder die Aufforderung meines Mannes »Hast du schon Schuhe an? Wir müssen los!«, oder ähnlich, auf die Idee gekommen sein, mir Straßenschuhe anzuziehen. Und bin dann entweder auf Socken auf die Suche nach den Schuhen gegangen, die ich tragen wollte, oder in Hausschuhen, wobei ich dann die Straßenschuhe in der Küche gefunden habe (weil es sich tags zuvor oder Stunden zuvor genau andersherum zugetragen hatte), bin also in die Straßenschuhe geschlüpft und habe – meist natürlich, weil ich es eilig hatte – die Hausschuhe in der Küche stehen lassen.

Ob ich mehrere Paar Schuhe hatte? Na klar! Aber keine Sorge, sooo viele Schuhe standen nicht herum. Meist nur ein, zwei Paar. Denn ich räumte die dann, wenn ich sie gefunden hatte, schon auch mal in den Schuhschrank. Wo ich sie aber selten suchte, komischerweise. Auf der Suche nach passenden (zum Outfit, ich kaufte keine zu kleinen oder zu großen Schuhe, meine Größe konnte ich mir merken. Meistens. Obschon ein Fuß größer war als der andere, und DAS wiederum konnte ich mir nicht merken. Welcher das war. Das merkte ich dann aber beim Anprobieren) Schuhen suchte ich dann natürlich auch die angemessene Jacke und Tasche. Oder umgekehrt.

Was mich beruhigte, wenn ich mich wieder mal an etwas nicht erinnern konnte, war, dass es den meisten meiner Freundinnen auch so ging. Sie hatten ein schlechtes Gedächtnis. Wir mussten uns alles aufschreiben. Immerzu. Und wir machten uns natürlich auf den unterschiedlichsten Dingen Notizen. Schließlich hatten wir nicht immer das EINE Notizbuch bei uns. Wir schrieben wichtige Telefonnummern und Termine auf die Rückseite eines geöffneten Briefumschlags. Auf einem Werbeprospekt notierten wir Zahnarzttermine.

Ich war, ungelogen, drei Mal hintereinander zum falschen Termin bei meinem Zahnarzt gewesen. Ich hatte jedes Mal einen neuen Termin bekommen. Und ihn mir sogar in den Kalender in meinem Handy eingetragen! Dass er da stand, hatte ich aber leider vergessen. Ich suchte immerzu nach dem kleinen Terminkärtchen vom Zahnarzt. Diese kleinen Kärtchen, weiß, aus etwas festerem Papier. Da waren ja mehrere Linien für mehrere Termine drauf. Meine Frage, die mich jedes Mal beschäftigte, wenn mir wieder eine Sprechstundenhilfe einen Termin auf ein solches Kärtchen schrieb, war:

Hatte jemals jemand a) dieses Kärtchen zunächst überhaupt wiedergefunden und b) es dann wieder zum Arzt mitgebracht, um sich den nächsten Termin wieder darauf eintragen zu lassen? Bitte schreiben Sie mir, wenn Sie jemanden kennen, der so damit verfährt. Ich kenne niemanden.

Vielleicht mussten die Kärtchen einfach größer sein, so zwei mal drei Meter, damit man sie wiederfand.

Jedenfalls freute ich mich, wenn mich meine Freundin anrief und fragte: »Waren wir heute verabredet? Nein? Wie, du erinnerst dich

auch nicht!?« Na ja, eine von uns hatte es sich dann schon meist auf-
geschrieben und sich sogar gemerkt, wo.

»Aber wo?« war meine meistgebrauchte Äußerung. Klar wusste ich,
dass wir einen Sparschäler hatten. Aber wo? Natürlich besaß ich eine
Lupe! Aber wo? Eine Lichterkette, jawoll! Aber wo nur?

Das hatte nichts mit Vergesslichkeit zu tun? Ich war unorganisiert?
Ja, das stimmte wohl. Aber vor ein paar Jahren war es noch nicht so
schlimm. Wenn ich etwas googeln wollte, hatte ich auf dem Weg zum
Computer noch nicht vergessen, was es war – so wie heute. Zum
Glück konnte man mit seinem kleinen Handy auch googeln. Wenn
man es denn fand.

GLÜCK, SPIRITUALITÄT UND ALKOHOL

Zum Glück gab es die unterschiedlichsten Arten von Buddhismus, so konnte sich jeder die für ihn passende Variante heraussuchen. Selma zum Beispiel hatte sich für eine sehr feierfreudige Variante entschieden. Sie hat mich neulich zum »Buddhistischen Sommerfest« mitgenommen, im buddhistischen Zentrum. Da kann man auch einfach so als Nicht-Buddhistin hingehen. Es hat mir total viel Spaß gemacht dort. Wir haben endlich mal wieder richtig losgelöst getanzt, wie früher im Kaiserkeller. Die Musik war nämlich super! Nicht nur Sphärenklänge, Harfen und Klangschalen, nein, richtig das Beste aus den 60ern, 70ern, 80ern, 90ern, 2000ern und von heute! Rock und Pop vom Feinsten! Und es gab Caipi und Hugo. Ich hatte höchstens mit Kombucha gerechnet, aber diese Buddhismus-Richtung gefiel mir richtig gut, die waren absolut lebenslustig. Natürlich begann das Fest mit einer Meditation, aber die haben wir leider verpasst.

Überall saßen, standen und tanzten freundlich lächelnde Menschen, alles strahlte in hellen Farben, bunte Blumen hingen in Girlanden an den Fenstern und standen in Vasen auf den Tischen; es gab vegetarische Wraps und einen veganen Eiscremestand – kurzum, es herrschte eine total entspannte Atmosphäre, und wir waren bis morgens um 3 dort, tanzend, lachend, uns mit Leckereien vollstopfend, herrlich!

Ich überlegte jetzt, ob ich Buddhistin werden sollte. Schließlich war es gewiss gut, mit etwas ganz Neuem anzufangen. Der Sinn meines Daseins war ja nicht durch Reproduktion gekrönt worden, das hätte die Frage bestimmt erleichtert. Wobei, war der Sinn nicht einfach, das Leben möglichst umweltfreundlich zu genießen? Aber konnte das alles sein? In letzter Zeit trieben mich solche Fragen eher um als noch vor ein paar Jahren.

Nach unserem gemeinsamen buddhistischen Abend wollte Selma mich mal zu einer Klangschalenmeditation mitnehmen. Sie sagte, seit sie Buddhistin sei, sei sie viel gelassener und besser gelaunt. Außerdem genoss sie ihr Single-Leben in vollen Zügen. »Vielleicht ist unser Alter einfach eines, in dem man merkt, dass Konsum nicht alles ist und dass es unheimlich guttut, sich auf andere Dinge zu besinnen«, sagte sie.

Selma hatte schon Meditation praktiziert, bevor sie sich für ein Leben im Buddhismus entschied. »Es muss doch mehr geben als das hier alles!«, meinte Selma dann auch, als wir am Tag nach dem Fest in einer Einkaufspassage unterwegs waren, weil es hier einen Teeladen gab, der anscheinend auch Klangschalen verkaufte. Ausgerechnet in einem dieser Einkaufszentren, in dem alle Ladenketten vertreten sind, die man aus sämtlichen Einkaufspassagen und Innenstädten kennt, sollte es etwas so Exotisches wie Klangschalen geben? Wenn wir so etwas zu Hause hätten, müsste ich aufpassen, dass mein Mann sich kein Müsli darin anrührte.

Ich hatte etwas Magenprobleme. Ob das an den buddhistischen Leckereien vom Vortag lag? Ich versuchte, meinen Magen zu ignorieren und konzentrierte mich auf die Klangschalengeschäftssuche.

Schließlich fanden wir den Laden. Er hatte neben dutzenden Dosen voller Tee tatsächlich auch gebatikte Tücher, Räucherstäbchen, Kerzen nebst zugehörigen Ständern, Teetassen und – Klangschalen! Bestimmt 40 verschiedene Größen und, wie die freundliche Rastafrau uns erklärte, in den verschiedensten Klängen.

Natürlich wurde nun ausprobiert. Von »erdig« über »milchig« bis »klar und kraftvoll« sollten die Schalen tönen. Ich kam mir vor wie bei der Weinprobe, selbst ein bisschen benommener wurde ich, je mehr Selma ausprobierte. »Eigentlich klingen alle ganz schön«, trug ich zur Schalenverkostung bei, als Selma mich fragend ansah. Sie legte ihre Stirn in Falten und meinte: »Ich kann mich einfach nicht zwischen diesen beiden entscheiden.« Sie schlug sanft mit dem Klöppel auf zwei etwa gleichgroße Schalen vor sich. Ich konnte keinen Unterschied erkennen. »Sie hören sich beide ganz schön an«, ließ ich die Rastafrau und meine Freundin wissen.

»Schlag du mal, und ich mache die Augen zu!« schlug Selma vor.

Ich tat wie mir geheißen und sie sagte: »Ganz klar die Erste! Welche war das?«

»Ich kann mich leider nicht erinnern! Sorry, lass es uns noch mal machen!«

Sie seufzte und schloss abermals die Augen. Ich schlug zweimal hintereinander dieselbe Schale, weil die Verkäuferin gerade nicht guckte. »Diesmal ganz klar die Zweite, welche war das?«

Ich zeigte auf die Schale, die ich eben zweimal hatte tönen lassen. Sie war ein klitzekleines bisschen kleiner als die andere.

»Probieren Sie es lieber ein weiteres Mal! Aller guten Dinge sind drei!«, sagte die Verkäuferin und schlug vor: »Soll ich mal? Machen Sie die Augen zu!«

Diesmal schloss ich auch die Augen und probierte, mich ganz auf den Klang einzulassen. Ich hörte »Dong« und »Dong«. Kein Unterschied. Inzwischen war mir fast ein bisschen übel. Das konnte aber auch daran liegen, dass ich sehr hungrig war. Schließlich waren wir schon seit fast zwei Stunden im Einkaufszentrum, und ich hatte schon etwas essen wollen, als ich zu Hause losgegangen war.

»Das war zweimal dieselbe!«, war ich mir sicher. »Nein!«, wusste Selma, »auf keinen Fall! Die Erste klingt so voll und erinnert mich an die Farbe Rot, mit einer Tendenz ins Goldene, die Zweite klingt fast ein bisschen grau, mit einer Spur Lila, irgendwie unvollständig klingt sie für mich, sie berührt mich nicht so wie die Erste.«

Bisher war mir nicht bewusst gewesen, dass Selma zu den wenigen Menschen gehörte, die Klänge sehen konnten. Um ehrlich zu sein, war ich mir dessen auch immer noch nicht sicher. Deshalb fragte ich sie danach. »Nein, nicht immer. Aber ich habe dir doch von meinem Klosteraufenthalt erzählt. Da haben wir auch Farbmeditationen gemacht. Und seitdem bin da irgendwie total sensibel, was Klänge und Farben angeht.«

Die Rastafrau nickte eifrig. »Bei Laure Sandhoffssen?«, fragte sie interessiert.

»Nee, das wollte ich, aber man hat mir gesagt, dass man dafür erst einmal eine Schlafanalyse bei ihr gemacht haben sollte.«

Die Verkäuferin schnaubte verärgert: »So ein Quatsch! Das habe ich jetzt schon öfter gehört! Klar geht das Farbseminar auch ohne die SA.« Aha, dachte ich, sie kürzt ab. Weil Schlafanalyse ja ein sehr langes Wort ist und sie wahrscheinlich ihr Silbenkontingent für heute schon fast verbraucht hatte. Und natürlich hieß diese Frau nicht »Laura«, sondern »Laure«. Mit e. Weil das besonders war.

Mein Bauch machte sich deutlicher bemerkbar, außerdem wurde ich allmählich unruhig und fand, Selma könnte sich jetzt endlich mal für eine Schale entscheiden. Aber die beiden Damen hatten ein Gesprächsthema gefunden und vertieften sich immer mehr in irgendwelche Therapien, Namen, Seminare und Meditationsformen. Glaubte ich. Denn ich war schon seit Laura Sandkasten raus. Ich fasste Selma am Arm und gab ihr Bescheid: »Ich suche mal kurz eine Apotheke und komme dann wieder hierher!«

Beide hielten inne und guckten mich fragend an. »Apotheke? Wofür?«

»Ich hab ein bisschen Sodbrennen und wollte etwas Bullrich-Salz kaufen.«

»Sodbrennen?« Die Rastafrau zog die Stirn kraus. »Was schlägt Ihnen denn auf den Magen?«

Komisch, das hatte mich meine Freundin Karin auch gefragt, als ich nach dem Kaffeetrinken neulich Bauchschmerzen hatte. Sie hatte mir sofort ihre Heilpraktikerin empfohlen, die irgendeine Behandlung durchführe, die mir bestimmt helfen werde. Noch während sie mir davon erzählte, vergaß ich den Inhalt von dem, was ie sagte. Ich erinnerte mich nur, dass wir miteinander gesprochen hatten. Immerhin. Und ich glaube, dass das ganz bestimmt psychosomatisch war. Also, dass ihr Tipp bei mir nicht angekommen ist.

»Sie sollten da wirklich mal drüber meditieren, was da in Ihnen los ist. Sie haben auch sowieso einen Mineralstoffmangel. Ich habe dazu zwei Seminare gemacht. Man sieht das an Ihrer Haut!«

»Was ist mit meiner Haut?«

»Na ja, sie scheint auf den ersten Blick ja ganz rosig, aber da, im Nierenbereich, da ist irgendwas nicht in Ordnung.«

Ich strich den Kurzmantel über meinem Po glatt. Wie um alles in der Welt konnte sie meinen Nierenbereich sehen? Noch dazu stand ich ja richtigrum, ich guckte sie an! Und zwar anscheinend so verwirrt, dass sie erklärte:

»Man hat im Gesicht, wie an den Füßen, Reflexzonen für die Organe. Und der Gesichtsbereich, der für die Nieren steht, da unter den Augen, der sieht bei Ihnen ziemlich grau aus.«

Meine Freundin sagte »Zeig mal«, und drehte mein Gesicht zu sich. »Stimmt!«, befand sie, worauf ich protestierte: »Da ist nur meine Wimperntusche runtergekommen! Ja, das ist Wimperntusche!«

»Ich habe hier einen ganz tollen Detox-Tee, zum Entgiften, der würde Ihnen guttun!«

Wo hatte die Verkäuferin jetzt diesen riesigen Beutel plötzlich her, sie hatte sich doch nicht bewegt? »Den Tee zusammen mit einer Mineralstoffkur, und Sie sehen wieder aus wie 30!« Sie strahlte mich an, als hätte sie schon ein wesentlich jüngeres Ich vor ihrem geistigen Auge. Ein lebendiges, leuchtendes Ich. Nicht so ein verlebtes, mineralstoffarmes mit grauer Nierenhaut im Gesicht.

»Toll«, sagte ich und meinte es nicht so.

»Besser, du gehst mal zu meinem Heiler. Der macht Aura-Soma-Therapie. Das ist wahnsinnig wohltuend!« Natürlich wusste ich, dass Selma einen Heilpraktiker hatte, auf den sie schwor. Er hatte ihr jedes Mal, wenn sie irgendwelche Beschwerden hatte, irgendwie geholfen. Trotzdem wollte ich einfach nur ein bisschen Bullrich-Salz gegen mein Sodbrennen. Das hatte ich manchmal, wenn ich zu viel Süßes gegessen oder zu viel Kaffee getrunken hatte. Da brauchte ich weder Detox-Tee noch Aura-Soma- oder Mineralstoffkur.

»Da würde man ja mit Kanonen auf Spatzen schießen!«, ließ ich die beiden wissen und fügte noch hinzu: »Lass dir ruhig Zeit für deine Schalen-Entscheidung, ich bin mal kurz in der Apotheke!« Im Hinausgehen rief mir Selma noch zu: »Aber das ist doch einfach Natriumhydrogencarbonat! Das gibt's auch im Drogeriemarkt! Da musst du nicht in die Apotheke!«

Das wusste ich zwar, aber mir waren die Tabletten aus der Apotheke lieber. Das war irgendwie reeller.

Wenn ich die Tabletten hatte, würde ich noch mal zu einem Buddhistenfest mitgehen. Mir gefiel ihre Art zu feiern. Vielleicht war das ja eine Glaubensrichtung für mich? Ich würde mich bald in das ganze Buddhismus-Thema richtig einlesen.

EIN GRAB AUF DEM LAND

Ich half Selma beim Einpacken, gemeinsam mit dreien ihrer Buddhistenfreunde. In dieser fröhlichen Runde machte es tatsächlich sogar ein wenig Spaß, ihre Gläser und Tassen in Seidenpapier zu wickeln und vorsichtig in die Kartons zu packen.

»Ich beneide dich total«, sagte Josch, »sieh echt zu, dass dein Gästezimmer da draußen fertig wird, ich komme echt gerne mal rum!« Ob da was lief zwischen meiner Freundin und dem Glatzkopf mit dem roten Zauselbart? Das hätte sie mir doch erzählt …

»Ja, klar lasse ich nach meinem Schlafzimmer als Erstes das Gästezimmer fertig machen! Ich freue mich doch über Besuch in der Einöde!« Sie strahlte, während sie es sagte. Selma war nicht die Erste, die es wahrmachte aus meinem Freundes- und Bekanntenkreis: Sie zog aufs Land. Raus aus der Stadt, davon träumten seit wenigen Jahren einige von uns. Und nicht seit einigen Jahren wenige. Wenn man früher daran gedacht hatte, dann höchstens, dass man selbst ein Haus ausbaute. Jetzt war man aber sogar in der Situation, dass man etwas »machen lassen« konnte. Der Maler kam. Und auf dem Land kriegte man wahrscheinlich sogar noch einen zum gewünschten Termin.

Das war aber nicht alles, was mir am Landleben gefiel. Ich stellte es mir einfach herrlich vor!

Als ich abends mit Ralf beim Abendbrot saß, fragte ich ihn: »Was hältst du eigentlich davon, aufs Land zu ziehen?«

»Ach, Schnecke, darüber haben wir doch immer mal wieder nachgedacht und es dann verworfen. Weil wir festgestellt haben, dass wir die Annehmlichkeiten der Stadt nicht missen möchten.«

»Annehmlichkeiten der Stadt? Einen Pizzabringdienst gibt's auf'm Land bestimmt auch.«

»Ja, das mag sein, aber keinen Sushi-Bringdienst. Und kaum Theater. Und Kinos. Und keine Elbphilharmonie. Und nicht ›mal eben um die Ecke was essen gehen‹.«

»Und das wäre ein Problem für dich? Wie oft nutzt du das denn?«

»Hm«, er machte sich ein Bier auf und goss es sich in sein Glas, »das stimmt, das ist für mich jetzt nicht so schlimm. Für mich wäre eher ein Problem, dass ich ja vom Dorf komme. Ursprünglich. Und ich wollte immer in die große Stadt, wollte Partys und Konzerte und Kneipen und das alles. Und ich find's auch großartig, was hier in Hamburg alles geht.«

»Sagt man das noch? Dass etwas ›geht‹? Oder entlarvt man sich damit als Grufti, der einen auf jung macht?«, unterbrach ich ihn.

»Nu lass mich doch mal weiterreden! Ist mir egal, ob ich mich entlarve. Nicht egal wäre mir, wenn ich das Gefühl hätte, wieder zu meinen Wurzeln zurückzukehren, das würde sich anfühlen wie wieder in den Mutterleib zurückzukriechen. Das wäre voll nicht mein Ding. So eine Art ›Aufgeben‹ wäre das. Ich hab's in der Welt nicht geschafft, jetzt trolle ich mich zurück in meinen Bau. Und da verrotte ich dann, aber das ist mir lieber, als mich draußen, in der feindlichen Welt, zu behaupten und den permanenten Versuchungen standzuhalten, um ein guter Mensch zu bleiben. Das ist in der Stadt ja wesentlich schwerer. Auf'm Land, wo nichts ist, da machst du nicht die Nacht zum Tag. Da pflanzt du Kohlrabi und Kartoffeln und kletterst abends aus Mangel an Feinstaub todmüde in dein Bett. Weil, diesen ganzen Sauerstoff bist du ja nicht mehr gewohnt! Und dann gehse mal Karten spielen und Bier trinken in der Kneipe, ja, gut, aber jeden Abend in dieselbe Kneipe, weil nur eine einzige fußläufig erreichbar ist – wie lahm ist das denn bitte? Und dann diese Ruhe … Himmlisch! Und zugleich total beängstigend. Das fühlt sich bestimmt voll todesnah an. Vielleicht mal das Kreischen von irgendeinem Vogel oder so, ansonsten nur Stille. Kann geil sein, man kann aber auch voll depri draufkommen.« Er hatte noch keinen Schluck getrunken, starrte nur auf sein Bierglas.

Ich holte Luft, weil ich etwas sagen wollte, aber ich kam nicht dazu.

»Das fühlt sich dann doch an wie ein letzter Lebensabschnitt irgendwie. Und ist es dann ja auch. Das ist nichts Neues, das ist etwas Altbekanntes. Wenn man aufs Land zieht, sucht man sich bestimmt als Erstes schon seine Grabstelle auf dem Friedhof aus. Weil, im eigenen Garten darf man ja nicht verscharrt werden … Und unsere Freunde sind auch alle hier. Nun guck nicht so, das ist kein Gedankensprung, ich habe nur darüber nachgedacht, dass hier doch viel mehr zu meiner Beerdigung kommen, einfach weil die Infrastruktur viel besser ist. Wenn man nach ›Am Arsch 5‹ zur Beerdigung einlädt, kommt doch keiner. Die fahren doch dann nicht mehr Auto, schon gar nicht so weit raus, abends, im Dunkeln. Hier setzt man sich einfach in die U1 und fährt zum Ohlsdorfer Friedhof. Das ist doch für alle viel praktischer!«

Endlich nahm er einen großen Schluck, was mir die Gelegenheit gab, auch etwas zu sagen. Ich hätte ja gelacht, wenn seine Worte mich nicht auch ein bisschen sentimental gemacht hätten. Innerlich schmunzelte ich aber schon, schließlich fand ich es auch ein wenig komisch, vom einfachen »Aufs-Land-Ziehen« ohne Umwege auf das eigene Ableben zu kommen.

»Es geht ja jetzt nicht in erster Linie um eine Friedhofsparzelle, sondern um ein Häuschen im Grünen. Einen Garten, in dem man Gemüse anbauen kann. Gute Luft, ja, aber das ist ja nicht nur schlecht! Und Ruhe! Mit offenem Fenster schlafen! Mit einem Buch im Garten sitzen! Johannisbeergelee aus den eigenen Beeren machen! Wir könnten einen Hund haben …«

»Der müsste aber in der Hundehütte wohnen.« Mein Mann rülpste. »Ich weiß nicht, was das soll mit dieser Stadtflucht. Man muss doch auch mal ins Museum. Oder in eine Ausstellung.«

»Wann waren wir zuletzt in einer Ausstellung?«

»Du warst doch erst!«

»Ja! Aber ich bin doch nicht wir!«

»Und ich bin wir, aber du nicht, oder wie?« Er grinste.

»Nein. Ich – egal. Aber wenn dir die kulturellen Angebote auf dem Land so fehlen, dann solltest du sie vielleicht auch mal nutzen, solange wir noch hier sind!«

»Was heißt ›solange wir noch hier sind‹? Wir wollen ja gar nicht weg! Überleg doch mal: Wenn wir aufs Land zögen, hättest du die größeren Nachteile. Ich würde ja eh immer zur Arbeit in die Stadt fahren. Und könnte jederzeit auf ein Feierabendbierchen da bleiben. Du als Freiberuflerin hättest viel mehr Probleme damit, den ganzen Tag allein zu verbringen ...«

»Mit Hund wäre ich nicht allein! Und außerdem schwebt mir ein Resthof vor, mit vielen Leuten. Jede Partei hat eine eigene Wohnung, aber dennoch gibt es viel Gemeinsamkeit. Und wenn man reden möchte oder einen Spaziergang machen will, dann kann man bei den anderen klopfen.«

»Keine Klingel? Gibt es auf dem Land, wie du es dir vorstellst, keine Klingel? Weil es keinen Strom gibt, oder warum? Und würden wir uns dann auch mit unseren Freunden eine Gruft aussuchen? So eine gemeinsame Grabesstätte? Damit wir alle gemütlich zusammen-liegen?«

Ich seufzte. »Du bist so negativ, was ist los ist mit dir? Wieso denkst du unablässig an den Tod?«

»Das hab ich dir doch schon erklärt. Würde es nicht reichen, wenn wir wie Fritz und Mario einfach einen Garten hätten? In dem wir den Sommer verbringen würden?«

Ja, unsere Freunde hatten seit kurzem einen Garten. In der Einflug-schneise des Hamburger Flughafens. Man kam gut mit den »Öffis« dorthin. Aber war das denn wirklich dasselbe? Wir hatten sie erst kürzlich besucht, und sie hatten uns erklärt: »Das macht schon un-heimlich viel Arbeit, so ein Garten. Wir sind jede freie Minute hier!«

»Aber dafür kriegt man doch auch eine Menge zurück!«, hatte ich angemerkt. Das hatten sie nicht gehört, weil unweit gerade eine Boeing rückwärts einparkte. Ich entschloss mich, meine Bemerkung nicht zu wiederholen. Stattdessen tat es Mario: »Man bekommt aber auch unheimlich viel zurück. Wenn das so weitergeht, kriegen wir massenhaft Äpfel. Und die Arbeit an der frischen Luft tut richtig gut. Das ist tausendmal besser als Fitnessstudio!«

Und Fritz hatte gesagt: »Außerdem ist es ja eine Entscheidung, in den Garten zu fahren. Wenn du hinfährst, machst du wirklich nur Gartenarbeit. Weil du dich dafür entschieden hast. Und wenn du dann siehst, wie alles wächst und gedeiht, dann wirst du auch dafür belohnt! Und wenn du hinfährst zum Chillen, oder um mit Freunden zu grillen, dann fährst du eben aus diesem Grund dahin.«

An diese Worte erinnerte mich jetzt auch Ralf: »Wenn du einen Garten am Haus hast, machst du bestimmt nicht so viel. Da denkst du immer: Kann ich ja auch später machen. Oder du musst noch irgendwas für die Arbeit erledigen. Also, von daher finde ich einen Garten in der Stadt schon besser.«

»Besser als keinen Garten oder besser als ein Haus auf dem Land? Das nämlich kannst du überhaupt nicht vergleichen! Bei einem Haus auf dem Land ist ja alles dann auf dem Land, nicht nur der Garten! Da musst du nicht eine halbe Stunde mit der U-Bahn durchs Industriegebiet, um dich mal in den Garten zu setzen! Und ja, vielleicht kommen da nicht so viele zur Beerdigung, aber das stört dich dann ja vielleicht gar nicht mehr, weil du tot bist! Und so ein kleiner, gemütlicher Friedhof ist ja vielleicht auch viel schöner als dieser riesige Parkfriedhof, durch den sogar ein Bus fährt, und die vielen Touristen auf ihren Segways …«

Ralf nahm noch einen großen Schluck: »Nur wegen des Friedhofs müssen wir nicht aufs Land. Es gibt ja auch hier in Hamburg kleine Friedhöfe.«

Wir würden das Thema wohl vertagen. Und ich würde in den nächsten Tagen mal googeln, ob auf den kleinen Hamburger Friedhöfen überhaupt noch Platz war. Es schien für meinen Mann ja ein sehr wichtiges Thema zu sein. Ich hoffte daher, dass alle Ruhestätten schon voll waren, und wollte vorbereitet sein, wenn das Thema »Stadtflucht« das nächste Mal aufkam.

WARZENSCHWEINE

Als ich mich unlängst nach dem Duschen eincremte, bemerkte ich ein lappiges Teil in der Nähe meiner Achselhöhle. Es schien sich um etwas überschüssige Haut zu handeln, war weicher als ein Muttermal und irgendwie faltig. Dabei recht klein, aber unnötig. Ich hatte überhaupt seit einiger Zeit ein paar neue Leberflecken bekommen, was ich auch nicht gerade begrüßte. Bald war wieder Bikinizeit, und da war eine gleichmäßig glatte Haut doch erstrebenswert. Hoffentlich war das nichts Schlimmes! Ich machte einen Termin bei meinem Hautarzt, und als ich drei Wochen später bei ihm war und ihn fragte, hörte ich ihn sagen: »Das sind keine Leberflecken. Das sind – es tut mir leid, aber die heißen nun mal umgangssprachlich so – Alterswärzchen.«

Alterswärzchen! Was, bitte, hat man sich dabei gedacht? Ich war 47 und keine 77! Dann konnte das von mir aus anfangen mit so 'nem Scheiß, aber doch nicht jetzt!

»Und wie ist der medizinische Begriff?«, fauchte ich den armen Mann an.

»Nun, Sie können auch seborrhoische Keratose oder Basalzellpapillom dazu sagen, aber das lässt sie auch nicht verschwinden …«

»Baselpapillom geht, finde ich. Das klingt nach Schmetterling.«

»Ich kann sie Ihnen natürlich entfernen, aber das ist eine private Leistung. Das müssen Sie selbst bezahlen.«

»Ich denke darüber nach.«

Wutschnaubend verließ ich die Praxis. Alterswärzchen! Was hatten sie uns noch alles verschwiegen? Ich kam mir vor wie eine Schwangere, die nach und nach von jungen Müttern erfuhr, was eine Geburt noch so alles mit sich bringen konnte, man aber nie mitbekam: »Mein Damm ist gerissen, der musste genäht werden, dann entzündete sich die Wunde, ich konnte monatelang nicht sitzen«, »Beim Stillen können sich die Brustwarzen entzünden, und du darfst natürlich kein Schmerzmittel nehmen – und dabei ist es äußerst schmerzhaft«, »Eine Freundin von mir hatte eine postpartale Psychose«, »Eine Bekannte ist seit der Geburt ihrer Tochter inkontinent«, »Es zerlegt dich total untenrum« – das waren nur wenige der Aussagen, die mir zeigten, dass es nicht nur schlecht war, keine Kinder bekommen zu haben.

Aber beim Älterwerden hatte ich verdammt noch mal keine Alternative! Ich wollte ja älter werden, aber doch nicht so früh! Alterswärzchen! Ich glaub, es hackt! Man sagte ja auch zu Warzen an jungen Leuten nicht »Jugendwärzchen«. Man konnte es doch einfach bei Papillom belassen!

Zurück zu Hause recherchierte ich im Internet. Da war meist nur von »Alterswarzen« die Rede. Da war mir der Diminutiv aber sehr viel lieber! Bei Warzen dachte ich sofort an unangenehme ältere Damen im Allgemeinen und Hexen im Besonderen. Bekamen Männer diese Kacke eigentlich auch? Ralf hatte immer schon reichlich Leberflecken gehabt, falls sich da in den letzten Jahren etwas geändert hatte, war es mir nicht aufgefallen. Im Internet stand: Ja. Männer bekamen die Dinger auch. Aber wieder einmal war es beim Mann ja egal. Den machte ein krötenhaftes Äußeres wahrscheinlich sogar noch attraktiver. Eine raue Schale, darauf standen doch die jungen Frauen. Aber ich, ich wollte, falls ich im Sommer in meinen Bikini noch oder wieder reinpassen würde, diesen auch erhobenen Hauptes tragen! Und zwar ohne Alterswärzchen und noch mehr ohne Alterswarzen!

Selma lachte mich aus: » Wenn ich da an meine Eltern denke, werde ich wohl bald aussehen wie ein Warzenschwein! Die haben das beide ganz extrem. Und bei mir fängt's auch schon an. Außerdem habe ich hier am Hals ja diesen riesigen Altersflecken, guck mal.«

Klar war mir schon einmal dieser an die Umrisse Deutschlands erinnernde, dunkle Fleck an Selmas Hals aufgefallen, aber ich dachte, es wäre eine Art Riesensommersprosse. »Das ist was?«, fragte ich deshalb nach.

»Na, ein Altersfleck! So ne Pigmentsache, die man bekommt, wenn man alt wird. Du kennst das bestimmt, das haben viele Omis und Opis, auch an den Händen.«

Ja, Omis und Opis hatten das vielleicht, aber doch nicht meine Freundinnen und ich! Was sollte das, diese vorzeitige körperliche Veränderung? Ich untersuchte sofort mein Gesicht und fand auch eine Stelle, die etwas dunkler war als der Rest des Gesichts. »Ist das auch einer?«, fragte ich Selma bibbernd.

»Ja, ich fürchte schon, aber der ist ja kaum zu sehen«, tröstete mich Selma. Und fügte hinzu: »Bei mir werden sie im Sommer deutlicher!«

»Was?! Ich gehe nie wieder in die Sonne! Schließlich kann man Vitamin D ja auch essen. Und ich kaufe mir Make-up! Für ein einheitlicheres Hautbild!«

Ich musste außerdem unbedingt meine Ohrläppchen abmessen und den Verlauf ihres Wachstums kontrollieren, schließlich erinnerte ich mich noch sehr gut an die Benjamin-Blümchen-Lappen meines Opas. Waren meine auch schon gewachsen? Hatte ich schon »Altersohren«? Reichten denn Falten nicht aus? Und warum hießen die nicht auch »Altersfalten«? Wenn schon sonst alles irgendwas mit »Alter« im Begriff hatte. Altersweitsichtigkeit, damit hatte es angefangen. »Sie haben Glück, dass Sie kurzsichtig sind, so können Sie ohne Brille noch gut lesen. Andere in Ihrem Alter sind ja altersweitsichtig und brauchen für die Nähe eine Brille«, hatte der Anfang 30-jährige Augenarzt gesagt. Allein »andere in Ihrem Alter«! Ich war auf dem Fahrrad zum Arzt geradelt, und zwar noch mit Stützrädern, und brauchte eine frische Windel – äh, blödes Bild. Das mit der Windel. Ich nehm's zurück, so schlimm ist es zum Glück noch nicht.

Diese Altersrumhackerei fand ich blöd. Als hätte man nicht eh schon genug zu tun mit allem, was sich da einstellte, da konnte man doch auch einfach von »Fernsicht« sprechen, und von »Teintoptimierung« und »Schmetterlingswärzchen« oder so. Was stand uns denn da noch bevor? Wie hießen die Flecken und Warzen denn mit 90? Uraltwarzen? Leichenflecken? Das konnte ja heiter werden.

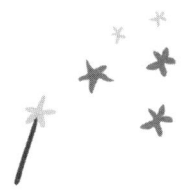

HORMONE! HORMONE?

Das Faszinierende an Hormonen war ja, dass sie einiges in unserem Körper am Laufen hielten. Sie regulierten alles und spielten bei jedem körperlichen Vorgang eine mehr oder weniger wichtige Rolle. Es war super, dass wir die unterschiedlichsten Hormone in uns hatten! Denn ohne Hormone kein Stoffwechsel, kein Wachstum, keine Geschlechtsreife, keine Gedächtnisleistung, keine Gefühle etc.

Blöd war, dass Geschlechtshormone, nachdem sie in der Pubertät zugenommen hatten, alsbald auch wieder abnahmen. Warum? Meine Güte, das war eben einfach so! Gut, das »alsbald« war relativ. Auf jeden Fall merkten wir spätestens ab Mitte 40, dass da hormonell etwas nicht mehr rundlief. Männer kriegten Brüste und verloren ihre Haare. Und bei Frauen änderte sich so ziemlich alles. Der Körper und die Psyche taten ihr Möglichstes, das Leben der Frau so schwer wie möglich zu machen – aus Mangel an Hormonen.

Das Tolle war: Man konnte Hormone von außen zuführen. Yippie. Das nicht so Tolle war: Niemand wusste genau, ob das gut oder nicht so gut war. Noch in den 90er-Jahren war es total super, und alle Frauen nahmen ohne Ende Hormone zu sich, es gab Hormonpartys, wo man sich statt Aperol Spritz Literweise Östrogene und Gestagene reingepfiffen hat, statt Pralinen bekam die Dame des Hauses eine Schachtel »Hormi zartbitter« und alle schworen auf die dufte Wirkung von Sexualhormonen, nachdem die hauseigene Produktion den Betrieb eingestellt hatte. Einige Jahre später hieß es: »Hallo, geht's noch? Hormone sind voll schlimm und machen alles kaputt!«

Heute war man sich immer noch nicht einig, aber immerhin gab es inzwischen Alternativen zu den Präparaten, die aus dem Urin schwangerer Stuten gewonnen wurden, und die Hormone waren jetzt auch nicht nur »irgendwie so ähnlich« wie die weiblichen, sondern »bioidentisch«. Wenn man Glück hatte. Es waren nämlich nicht nur gute Präparate auf dem Markt.

Und wir Frauen? Wie sollten wir wissen, wann wir welche Hormone nehmen sollten, und ob überhaupt? »Sie schützen vor Krebs!« las frau fast genauso oft wie: »Sie machen Krebs!« Wir ließen uns Yamswurzeln als Nahrungsergänzungsmittel aus der Schweiz schicken, weil sie hier nicht erhältlich waren, brühten uns Tee aus Johanniskraut auf, lutschten Traubensilberkerzenöltabletten, machten Hormonyoga und Sport. Und wir fühlten uns schlecht, weil wir Schuld waren an der Abholzung des Regenwalds zum Sojaanbau, weil wir jetzt nur noch Sojaprodukte aßen, weil Asiatinnen nachweislich weniger Wechseljahresbeschwerden hatten, vermutlich weil sie so viel Soja aßen. Oder Reis. Oder Fisch. Oder … Aaaah! Woher sollten wir wissen, was wirklich etwas nützte?

Manchmal half auch einfach Schokolade. Oder ein langer Spaziergang mit einer lieben Freundin. Das Rausschmeißen des schnarchenden Mannes aus dem Ehebett. Ein gutes Buch.

Auf jeden Fall war unser Alter eine super Zeit für Ärzte, die immer sagen konnten: »Ah, das liegt sehr wahrscheinlich an den Wechseljahren!« Und dabei war es egal, ob man mit einem Schnupfen oder einer Mittelohrentzündung im Wartezimmer saß. ALLES konnte plötzlich von den Wechseljahren kommen. Selbst eine Bindehautentzündung und Fußpilz. Und das Blödeste dabei war: Wenn der Arzt einem sagte: »Das kommt von den Wechseljahren«, erwartete er, dass man »Ach so!« erwiderte, sich bedankte und ging, oder wie? Frau wollte dann doch trotzdem wissen, was sie dagegen tun konnte! Es reichte doch nicht, zu wissen, woher es kam. Nicht immer. Wenn ich aufgrund der Wechseljahre nicht mehr schlafen konnte, dachten einige Leute: Mensch, das sind doch nur die Wechseljahre! Da muss sie sich doch nicht so anstellen!

Ich war aber nicht ausgeruhter, nur weil ich wusste, warum ich nicht schlafen konnte! Man schlummerte ja auch nicht selig vor sich hin, wenn man sich sagte: Das ist nur die U-Bahn, die durch unsere Wohnung fährt.

Wie ätzend war das, wenn man mit zwölf, 13 anfing zu bluten? Aus heiterem Himmel. Gut, man hatte davon gehört, man wusste, dass andere (zumindest Mädchen) dieses Schicksal auch ereilte, dennoch: Musste das sein? Aber da konnte man wenigstens noch schlafen!

Gut, man ging anderen auf den Sack während der Pubertät – als Nochmalpubertier ging man hauptsächlich sich selbst auf die Eierstöcke. Weil man ja auch mitkriegte, dass andere genervt von einem waren! Das war einem als Teenager herzlich egal, vielmehr dachte man immerzu, dass alle anderen nicht mehr richtig tickten.

Als Erwachsene merkte man, dass man sich änderte, und schämte sich sogar dafür, dass man immer müde und leicht gereizt war und ständig im eigenen Saft schwamm. Und man kaufte sich dann Bücher wie: *Die Wechseljahre – so helfe ich mir selbst!, Tschüss, Tage! Ich mochte euch nie besonders* oder *Wechseljahre sind keine Herrenjahre.*

Aber im Endeffekt musste man es selbst ausprobieren, mit oder ohne die Ersatzhormone. Oder man saß das Ganze einfach aus. Was, äh, dasselbe ist.

SPORTSPASS

»Ich gehe bald mal zu Fuß aus dem Büro nach Hause!«, hatte mein Mann schon öfter angekündigt. Erst neulich, als wir uns nach dem Essen mit Freunden jeder noch eine Crème brûlée bestellten, weil mein Mann eine für zwei zu wenig fand, sprach Ralf von seinem Plan. »Morgens zu Fuß ins Büro zu gehen finde ich schwierig, weil ich da dann doch vielleicht etwas abgekämpft ankomme und richtig früh los muss, aber abends stelle ich mir das sehr schön vor.«

Wir pflichteten ihm alle bei, dass das eine prima Idee sei. Schließlich war die etwa vier Kilometer lange Strecke aus der Innenstadt an der Alster entlang sogar ganz attraktiv. Und weil Ralf keinen anderen Sport machte, fand ich es gut, dass er nach dem stundenlangen Sitzen im Büro mal einen Marsch machte.

»Du könntest das ja öfter machen, wenn es dir gefällt. Dann fahre ich vielleicht auch mal in die Innenstadt und laufe mit dir dann wieder nach Hause!«

»Ja, das können wir gerne machen!«

Ein paar Tage später strahlte die Sonne vom Himmel, es war zwar kalt, aber eine wunderbare Luft draußen. Am nächsten Tag sollte es genauso werden.

Als wir abends auf dem Sofa zusammensaßen, schlug ich Ralf vor, dass wir uns anderntags zum Feierabend in der Stadt treffen könnten, um dann gemeinsam einen Spaziergang nach Hause zu machen.

»Prima Idee, das wollte ich ja schon länger mal machen, aber morgen ist schlecht, weil ich da einen Kunden besuche und die guten Schuhe anziehen möchte. Mit denen möchte ich aber dann nicht nach Hause laufen.« Das leuchtete mir ein, und wir beschlossen, den »Heimflug« zu verschieben.

»Vielleicht nehme ich mir auch mal ein Stadtrad und fahre damit nach dem Büro nach Hause«, sinnierte Ralf wenige Wochen später, als wir im Auto an der Ampel standen und auf eine neue Station der Leihfahrräder aufmerksam wurden. »Tolle Idee, ja«, ermunterte ich ihn. »Ich finde die super, und wunderbar, dass es immer mehr von ihnen gibt!«

»Ja, und sie sind immer gut in Schuss.«

»Bist du damit denn mal gefahren?«

»Nein, aber das sieht man doch.«

Es vergingen einige Tage, es war die ganze Zeit trocken und nicht mehr so kalt. Also fragte ich vorsichtig nach, ob Ralf denn inzwischen mal ein Stadtrad ausprobiert habe.

Er runzelte die Stirn: »Nee, also, wenn du siehst, wie die anderen Radfahrer da entlangflitzen mit einem Affenzahn – das ist ja lebensgefährlich, nein, das mache ich nicht. Aber der Kollege Bernward hat erzählt, wie er sich fit hält: Mit EMS.«

»Was ist das?«

Ralfs Augen leuchteten:»Das steht für Elektro-Muskel-Stimulation und ist der absolute Hit, nur 20 Minuten trainieren und dabei richtig

Muckis aufbauen. Wahnsinn ist das, da wirst du fit und musst nicht stundenlang durch die Gegend latschen, oder dich von anderen Fahrradidioten umfahren lassen – ich glaube, damit fange ich mal an. Du ziehst nasse Klamotten an und da kommen dann Drähte dran und da wird Strom durchgeschickt. Während du Übungen machst. Das ist wohl äußerst effektiv. Überleg mal – einmal die Woche 20 Minuten, und du bist topfit! Das ist genau das, was ich gesucht habe.«

»Gibt es das bei uns in der Nähe?«

»Nee, aber bei meinem Büro um die Ecke. Ich geh da morgen mal hin und erkundige mich.«

»Ja, mach das! Es ist so wichtig, in Bewegung zu bleiben! Oder zu kommen …«

Ich kam gerade vom Sport angeradelt, als Ralf aus dem Büro kam. Spontan gingen wir zu unserem Lieblingsitaliener. Ich bestellte mir einen Salat mit Scampi, Ralf eine Pizza Capricciosa.

»Alle Leute, die richtig alt geworden sind, und noch gesund sind, sind Leute, die sich ihr Leben lang bewegt haben. Es ist unglaublich, was Sport bewirkt! Und ich fühle mich auch jedes Mal so gut, wenn ich vom Sport komme. Meine Trainerin ist schon über 60, aber sowas von in Form! Das muss man sich mal vorstellen! Du siehst ihr das Alter absolut nicht an«, schwelgte ich.

»Ja, klar, das setzt ja auch Endorphine frei. Und es ist wirklich unheimlich wichtig, etwas zu machen. Gerade jetzt, wo unser Stoffwechsel runterfährt. Wenn wir bislang nichts gemacht haben, müssen wir unbedingt damit anfangen! Deshalb bin ich auch so wahnsinnig gespannt auf dieses EMS-Training. Ich verspreche mir 'ne Menge davon!«

»Warst du denn mal da und hast dich erkundigt?«, fragte ich, während ich Ralf sabbernd dabei zusah, wie er das knusprige Weißbrot in die Aioli tunkte. Natürlich liebte ich Aioli, aber ich wollte die Stunde Crossbodyfit nicht umsonst gemacht haben.

»Es war heute wahnsinnig viel zu tun im Büro, wie eigentlich die ganze Woche. Möglicherweise schaffe ich es aber morgen«, ließ er mich schmatzend wissen.

Ich ging schon seit 15 Jahren in mein Fitnessstudio und war froh darüber, dass ich einen Sport gefunden hatte, der mir Spaß machte. Ich merkte aber leider auch, dass ich immer mehr tun musste, um etwas zu erreichen. Allein das Gewicht zu halten war jetzt schon schwierig genug, an Abnehmen war gar nicht zu denken. Aber wichtig war ja auch einfach, sich wohl in seiner Haut zu fühlen und einen einigermaßen gesunden Lebensstil zu haben. Deshalb war ich auch so gespannt auf Ralfs Erfahrung mit dieser Stromsportart. Vielleicht war das ja auch etwas für mich? Noch ein paar Muskeln aufbauen, an Stellen, wo es anfing, zu sehr zu schwabbeln – warum nicht? Wobei mich der Strom schon ein wenig abschreckte. Was hatte Strom mit Sport zu tun? Elektrisch abnehmen? Das war ja wie Sex zu haben, um nicht schwanger zu werden. Oder so ähnlich. Aber das würde mir Ralf bestimmt bald erklären können.

Monate später, es war inzwischen ein richtig heißer Sommer geworden, und ich hatte seine ehrgeizigen Pläne längst in irgendein Hinterstübchen meines Gehirns verbannt, da ließ mein Mann mich wissen: »Ich war gestern bei diesem EMS-Studio. Und heute habe ich meinen ersten Termin!«

Das Biovollkornbrot, in das ich beißen wollte, musste warten. »Mensch, endlich! Super! Ich bin so gespannt, was du erzählen wirst! Was war nochmal EMS?«

Ralf rollte mit den Augen und machte sich auf ins Büro.

Am nächsten Abend war ich mit einer Freundin im Kino, und als ich nach Hause kam, war alles dunkel und still. Komisch, dass mein Mann mir nicht Bescheid gesagt hatte, dass er noch ein Bier trinken gegangen war. Ich schickte ihm eine SMS, guckte noch Tagessschau und machte mich dann fertig fürs Bett. Auf meinem Handy war keine Nachricht von Ralf.

Seltsam. Vielleicht hatte er aber das Telefon einfach zu Hause vergessen. Egal, dachte ich, während ich meine Zähne putzte, er wird schon irgendwann nach Hause kommen. Aus dem Wohnzimmer holte ich noch schnell mein Buch und ging ins Schlafzimmer. Fast hätte ich laut aufgeschrien, denn da lag jemand in seinem Bett. Es war Ralf. Die Sporttasche stand neben dem Bett. Er schlief tief und fest. Ich legte mich daneben und bald darauf träumte auch ich.

Normalerweise war Ralf derjenige, der sich noch vor dem Wecker aus dem Bett schwang. Auch wenn es – wie heute – Wochenende war, hielt ihn nichts lang in den Federn, und er war es, der immer schon Frühstück machte. Die Uhr zeigte 9, und ich krabbelte allmählich aus den Laken, gähnend und mühsam damit beschäftigt, mich in die Vertikale zu begeben.

Was war das? Es duftete noch nicht nach Kaffee, und das Küchenradio spielte noch keine Klassik! Ein kurzer Blick auf Ralfs Seite erklärte das: Er schlief tief und fest in seine Kissen vergraben. Dann war es wohl an mir, Frühstück zu machen. Allerdings beunruhigte mich sein Verhalten auch ziemlich: Vielleicht war er krank? Ich ging auf die andere Bettseite und strich ihm das Haar aus der Stirn, um ihm einen Kuss dorthin zu geben. Sonderlich heiß fühlte er sich nicht an. Allerdings rührte er sich auch nicht. Ich rechnete: Gegen halb 12 war ich ins Bett gegangen, und da hatte er bereits drin gelegen – er musste also jetzt mindestens zehn Stunden, wahrscheinlich eher elf, geschlafen haben. Ich konnte ihn also mit guten Gewissen wecken. Noch ein Kuss auf die Stirn, einen auf die Wange, zärtliches Rütteln an seiner Schulter, etwas stärkeres Rütteln, extrem gutgelaunte »Guten Morgen«-Rufe, und er begann allmählich von ganz weit weg zu sich zu kommen.

»Schlafen«, ließ er mich kaum hörbar wissen. Er drehte sich stöhnend weg. »Hey, Süßer, was ist mit dir?«, ich war jetzt richtig besorgt. »Es ist schon halb 10, willst du nicht aufstehen?«

»Schlafen.«

»Ist alles ok mit dir? Oder bist du krank?«

»Ich bin kaputt. Und müüüüüde.« Er gähnte ausgiebig und tauchte wieder tiefer in die Kissen.

Na gut. Dann ließ ich ihn eben noch und würde duschen und das Frühstück machen.

Weil wir nur am Wochenende ausgiebig zusammen frühstücken konnten, wollte ich nicht allein essen. Ich bereitete alles vor, presste sogar frischen Orangensaft und machte uns zwei wachsweiche Eier. Inzwischen war es 10:20 – von meinem Mann keine Spur. Ich drehte das Küchenradio lauter, es lief gerade passend der Radetzki-Marsch, und ich marschierte laut mitträllernd ins Schlafzimmer.

»Hey, Schlafmütze, Frühstück ist fertig! Ich verhungere! Stehst du mal auf?« Meine Zärtlichkeit war einer gewissen Genervtheit gewichen. Wir wollten doch noch unsere Wochenendeinkäufe erledigen und zur Reinigung und in den Baumarkt! Und das nicht erst so spät, wenn alle Läden voll waren!

»Wie spät?« knurrte er.

»Fast halb 11! Jetzt komm, du hast genug geschlafen!«

Stöhnend und seufzend wälzte sich mein Mann aus den Federn. »Au« und »ah« wechselten sich ab, je nachdem, wie er sich bewegte. Irgendwann saß er schließlich gähnend auf der Bettkante.

»Bist du krank? Was ist los mit dir?«, fragte ich ihn abermals.

»Ich bin fix und fertig«, kam es kleinlaut von ihm.

»Hast du gesoffen?«

Er schüttelte den Kopf. »Das Training ...«

»Diese EMS-Sache? Ach ja, da warst du ja gestern! Wie war's denn?«

»Es hat mich fertiggemacht. Ich war selten so kaputt. Und ich wusste zwar gestern schon, dass ich heute Muskelkater haben würde, aber nicht, dass es so schlimm werden würde. Alles tut weh. Wirklich alles. Wusstest du, dass man im Ohrläppchen Muskeln hat?«

Ich musste schmunzeln. »Nein.«

»Aber selbst da tut es weh!«

»Ich glaube eher, das kommt davon, dass du eingeklappt darauf gelegen hast.«

»Das kann sein. Aber auch sämtliche anderen Körperteile schmerzen wie die Hölle.«

Ich musste ihm aufhelfen und ihn am Arm in die Küche führen.

»Jeder Schritt ist eine Qual ... Ich habe gar keinen Hunger!« Er trug noch seine Klamotten vom Vortag.

»Ach, Schätzelein, ich glaube, das Beste ist, du bewegst dich langsam wieder und wärmst deine Muskeln ein wenig auf, dann wird das auch wieder! Trink erst mal einen Kaffee!«

»Aua!«, entfuhr es ihm, als er sich auf dem nicht ganz so weichen Küchenstuhl niederließ. »Ich habe solch einen Muskelkater im Hintern!«

Als ich ihm ein weiteres Kissen unterschieben wollte, winkte er ab: »Nein, nein, ich stehe nicht auf. Ich bleibe jetzt hier sitzen bis ans Ende meiner Tage.«

Ich setzte mich zu ihm und goss mir auch einen Kaffee ein. »Jetzt erzähl doch mal! Wie war's denn? Und warum bist du so am Ende?«

Er erzählte mir von »wahnsinnig anstrengenden Übungen, wie auf einem Bein stehen unter gefühlt 2000 Volt« und von »in die Hocke gehen, aber mit total viel Strom im Oberschenkel«, von »Folter-Methoden«, von »nicht enden wollenden 20 Minuten mit schmerzenden Muskeln überall, nicht nur am Körper«. Er habe sich hinterher ein Taxi nehmen müssen, und der Taxifahrer habe ihm beim Ein- und Aussteigen helfen müssen. Er werde »nie wieder« dort hingehen.

»Aber Herzilein, es wird bestimmt mit jedem Mal besser! Du wirst immer fitter werden! Guck mal, jetzt hast du erst einmal gemerkt, welche Muskeln du überhaupt hast! Beziehungsweise, *dass* du welche hast! Das ist doch eine tolle Erfahrung! Darauf kann man doch aufbauen!«

»No Sports! No Sports! Der alte Churchill hatte recht. Ich lasse das jetzt. Vielleicht laufe ich mal von der Arbeit nach Hause, ja. Aber das muss auch genügen.«

»Wenn du die richtigen Schuhe anhast.«

»Ja.«

»Und es nicht regnet.«

»Mhm.«

»Oder gar schneit, glatt ist oder zu sehr windet.«

»Richtig.«

»Und wenn es nicht zu heiß ist!«

»Oh ja, daran muss ich auch denken.«

»Wenn du abends keine Verabredung mehr hast und es dir super geht.«

»Genau!«

»Dann gehst du mal von der Arbeit nach Hause.«

»Jawoll! Und darauf freue ich mich schon!«

Wir frühstückten, und ich hütete mich, das Thema »Sport« jemals wieder anzuschneiden.

SPORTSPASS, DIE ZWEITE

Meine Freundin Selma hatte neuerdings ein E-Bike. Weil es, auch auf dem Land, ungeheuer praktisch war. »Ich könnte natürlich auch so mit dem Rad fahren, aber mit elektrischer Unterstützung nutze ich es natürlich viel öfter. Ich mache unheimlich viel damit. Nur Großeinkauf natürlich immer noch mit dem Auto, oder wenn man abends unterwegs ist.«

Eine andere Freundin fuhr nun in der Stadt mit dem E-Bike herum: »Es ist mir wichtig, mich an der frischen Luft zu bewegen, deshalb fahre ich nur noch mit dem Rad zur Arbeit. Denn trotz des Hilfsmotors musst du ja immer noch treten. Also, ich brauche sonst keinen Sport.«

Auf meine Nachfrage: »Aber in Hamburg gibt's doch sowieso kaum Steigungen, wieso brauchst du dann einen Motor?«, erntete ich einen grimmigen Blick.

»Das ist schon richtig Radsport, da drücke ich nicht auf ein Pedal und bin – schwups – 20 Kilometer weiter!«

Mit Helm, Nierengurt und dicken Handschuhen bekleidet peste auch ein befreundetes Ehepaar seit etwa einem Jahr durch die Gegend. »Weil es irrsinnig praktisch ist. Gerade in der Stadt. An Staus fährst du einfach vorbei, du kriegst immer einen Parkplatz, und es ist unheimlich umweltschonend.«

»Aber das Risiko, dass dir das Rad trotz Schloss geklaut wird, ist doch ganz schön hoch, oder?«, fragte ich nach.

»Wir haben das Glück, dass wir es in den Aufzug mitnehmen können und es dann oben bei uns im Büro in den Flur stellen können. Unser Chef fährt auch E-Bike.«

Der sportliche Aspekt dieser Räder war mir noch nicht ganz klar. Wäre es nicht besser, man unternähme am Wochenende ausgedehnte Radtouren im Grünen ohne Motor, anstatt sich jeden Tag von einem E-Bike durch die feinstaubverseuchte Großstadtluft tragen zu lassen? Warum dann nicht gleich eine Rikscha nehmen? Was war an einem E-Bike Sport? Ich würde es ausprobieren müssen, um das herauszufinden. Aber: »Es ist nicht ganz einfach, so ein Gerät zu fahren. Man muss sich erst daran gewöhnen. Es ist schwerer als ein normales Rad, und der Motor ist auch gewöhnungsbedürftig. Und sie kosten ihren Preis.«

Ich bin weiterhin mit meinem Fahrrad mit Dreigangschaltung unterwegs. Aber an manchen Tagen, da wünschte ich mir auch, ich hätte ein E-Bike. Etwa, wenn ich sehr müde bin oder es recht kalt ist, wenn ich nach einem langen Tag besonders schnell zu Hause sein möchte, wenn ich eine weite Strecke fahre oder es bergauf geht. Ansonsten finde ich mein normales Rad super.

DIE ZWEITE WELLE

»Inken ist jetzt wieder mit ihrem allerersten Freund zusammen. Das muss man sich mal vorstellen!«

Ich war bei meiner Freundin Silvia, und sie erzählte mir von einer Frau, die ich kaum kannte, der ehemaligen Grundschullehrerin ihres Sohnes Leo. »Sie lässt sich jetzt wahrscheinlich scheiden. Irgendwie gruselig, dass sich jetzt so viele trennen.«

»Ja, the circle of life« versuchte ich, etwas einigermaßen Sinnvolles zu sagen. Gleichzeitig dachte ich darüber nach, wer sich noch alles getrennt hatte.

»Jetzt gibt es so eine zweite Welle von Leuten, die sich trennen und mit jemand anders wieder zusammenkommen. Also, wenn wir einen Neuanfang wollen, dann gibt es jetzt noch eine Gelegenheit! Danach ist es zu spät. Jetzt sind viele Geschiedene auf dem Markt.«

Ich guckte meine Freundin an und fragte: »Alles klar bei euch?«

Silvia hatte wahnsinnig viele Pflanzen, und ich half ihr beim Umtopfen. Alle bekamen ein neues Zuhause. Silvias Mann hatte, genau wie Ralf, überhaupt kein Interesse an »Grünzeug« in der Wohnung. Wer goss, wenn man verreiste, wozu waren Pflanzen in der Wohnung überhaupt nütze, wenn man sie weder essen noch rauchen konnte, und sowieso stand schon viel zu viel herum, waren ihre identischen Argumente dagegen. Aber Silvia konnte sich gegen ihren Mann besser behaupten als ich. Ich hatte lediglich eine olle Yucca-Palme in der Küche durchgesetzt, die mir zwar auch nicht mehr gefiel, aber besser war als gar nichts. Leider war nämlich damit zu rechnen, dass es niemals einen Ersatz für sie geben würde.

»Möchtest du einen Ableger von meinem Bogenhanf? Er ist gerade voll im Trend!« Sie hielt mir ein langes, grün-gelb gestreiftes Blatt inklusive Wurzeln hin. Liebend gern wollte ich es nehmen, aber wohin dann damit? Wo würde Ralf es nicht sehen?

Anscheinend war mir der Zwiespalt deutlich anzumerken. »Du musst dich da wirklich mal gegen Ralf durchsetzen! Das geht doch so nicht!«

»Du hast auf meine Frage nicht geantwortet! Geht es euch gut?«

Sie stopfte das Blatt in einen Topf. »Ja, bei Mike und mir ist alles in Ordnung. Aber die Vorstellung, jetzt bis an mein Lebensende nur noch mit diesem Mann zusammen zu sein, ist nicht nur toll. Natürlich größtenteils, und noch arbeiten wir ja beide.«

Mikes Arbeit als Berater bei einer Softwarefirma machte ihm viel Spaß, nicht zuletzt, weil er gerne und viel unterwegs war. Silvia war halbtags bei einer Krankenkasse im Personalbüro angestellt.

Als ich sie so hörte, fing ich auch an, nachzudenken. Eigentlich war ich mit Ralf wirklich glücklich und fand es genau so schön, wie es war. Aber vielleicht war da draußen auch jemand, der noch besser zu mir passte? Der Pflanzen mochte und auch gerne ein Atelier zum Malen hätte? Blödsinn, schalt ich mich, wie kam ich überhaupt auf solch eine Idee? Es war viel eher einfach Zeit, mal mehr die Dinge zu tun, die ich schon immer hatte machen wollen, ohne mich von Ralf beeinflussen zu lassen.

Ich beschloss, gleich an diesem Abend mit meinem Mann zu reden. »Wie meinst du das mit der Arbeit?«, fragte ich meine Freundin.

»Na ja, ich fürchte mich schon ein bisschen vor der Rente. Wenn wir zwei ständig aufeinander hocken. Wir haben ja kein einziges gemeinsames Hobby, außer vielleicht mal einen Film zu gucken. Aber wir können dann ja nicht von morgens bis abends Filme ansehen!« Sie drückte liebevoll die Erde einer Grünlilie in ihrem neuen Topf fest.

»Aber das ist doch noch eine ganze Weile hin, wer weiß, vielleicht entwickelt ihr bis dahin noch gemeinsame Leidenschaften, wie die Oper.«

»Mike hasst klassische Musik, das weißt du doch, er hört nur Jazz.«

»Das war ja nur ein Beispiel. Vielleicht interessierst du dich auch einfach für Jazz. Geht doch mal in den Cotton Club, das soll ganz toll sein!«

»Furchtbar, dieses Gejaule! Es reicht mir, wenn Mike das in seinem Arbeitszimmer laufen hat. Damit kannst du mich jagen. Vor allem gefällt ihm ja Freejazz, also alles ohne Melodie, möglichst auch ohne Gesang. Atonal und ohne Rhythmus muss es sein, wirklich Katzenmusik. Wobei man da den Katzen Unrecht tut.«

Die Art, wie sie jetzt eine Bauchnabelpflanze in eine große Schale stopfte, macht ihren Unmut über Mikes Musikgeschmack noch deutlicher.

Ich pustete meinen Pony aus der Stirn: »Na ja, oder was ganz anderes, wandern oder so. Uns zum Beispiel macht das beiden Spaß!«

»Seid ihr denn jetzt auch mal ohne Navi unterwegs gewesen? Ich dachte, das fandest du so nervig!«

»Ja, aber das jetzt war eher ein Spaziergang. Einmal um den Schalsee. Aber es war auch schön!«

»Mike gehe ich zu langsam. Er joggt ja lieber als zu wandern. Aber womöglich ist das eine Option, wenn er im Alter mal nicht mehr so schnell kann …«

»Es ist, wie gesagt, ja auch noch sehr lang hin. Und vielleicht ergibt sich ja etwas. Bevor du dir also einen anderen Mann suchst, freu dich an deinem und tu was für dich!«

»Das mache ich ja!«, sie kicherte. »Aus unserem Esszimmer wird allmählich ein Gewächshaus! Allerdings will Mike seither lieber in der Küche essen. Mir soll's recht sein. Ist der Weg zur Spülmaschine nicht so weit!«

Beim Abendbrot erzählte ich von meinem Nachmittag bei Silvia. »Wirklich hübsch, so ein Zimmer voller Pflanzen!«

Ralf seufzte. »Und wer gießt die, wenn die mal wegfahren? Süße, wir haben doch schon so oft darüber gesprochen. Ich habe nun einmal diese Allergien gegen Zimmerpflanzen. Da müssen wir leider Rücksicht nehmen.«

Allergien – ich glaubte eher, es war eine einzige riesengroße Abneigung gegen irgendetwas Lebendiges in der Wohnung außer uns beiden! Das war schon ein Unterschied. Ich musste bei Gelegenheit mal einen Therapeuten fragen, woher so etwas kommen konnte. Aber wir hatten schon so oft darüber gestritten, heute Abend verfolgte ich einen anderen Plan.

»Ich würde mir gerne ein Atelier einrichten und malen.«

»Schöne Idee, Süße, hast du was in Aussicht?« Er vertiefte sich gerade in sein Tablet.

»Äh, wie in Aussicht? Ich dachte, im Abstellraum. Wir könnten den mal ausmisten und einige Dinge auf den Dachboden bringen. Er ist ja schön hell und ziemlich groß und eigentlich zu schade, nur Abstellraum zu sein, mit dem bodentiefen Fenster; er hat ja sogar eine Heizung und eine sehr hohe Decke!«

»Mhm.« Anscheinend war der Artikel, den er las, gerade sehr interessant. Oder zumindest interessanter als das, was ich erzählte. Die Aufmerksamkeit auf mich lenkend, pickste ich seinen Arm.

»Ich räume ihn also aus? Und du hilfst mir dabei? Und wir lassen den Sperrmüll kommen?«

»Ja, wir haben ja noch einiges auf dem Dachboden, was weg kann.«

»Ich meinte den Abstellraum, in dem ich mein Atelier einrichte!«

»Was? Ach so, du, da sprechen wir am besten in Ruhe noch mal.«

Ich sah mich um. Gab es einen ruhigeren Zeitpunkt als ein gemütliches Sonntagsfrühstück, um etwas zu besprechen? Vielleicht die Fahrt auf dem Wagen des Magnus-Hirschfeld-Centrums während des CSDs.

»Wofür brauchst du überhaupt ein Atelier?«

»Zum Malen.«

»Seit wann malst du?«

»Ich möchte damit anfangen, ich habe schon einen Kurs gebucht.«

»Aha. Aber dann malst du doch in deinem Kurs?«

»Ja, aber ich möchte und muss zu Hause üben! Das Gelernte anwenden! Meine Güte, ich will einfach ein Atelier, und wir haben den Platz, also, wo ist das Problem?«

»Boah, das wird aber ein richtiger Akt, den Dachboden zu entrümpeln UND den Abstellraum ... Da müsste ich mir extra eine Woche freinehmen ... Und wir müssten einen Transporter mieten ... Und vielleicht ein paar Studenten, zum Schleppen – das würde ganz schön teuer werden ... Hat das nicht noch Zeit bis irgendwann? Wieso musst du plötzlich alles durcheinander bringen? Und warum wirst du jetzt so ungehalten? Sind das deine Wechseljahre? Du bist echt so schnell gereizt in letzter Zeit!«

»Hilfst du mir, den Abstellraum auszuräumen?« Ich bemühte mich, ruhig zu bleiben, und es gelang mir.

»Meinetwegen.«

Das war schon mal geschafft. Jetzt konnte ich loslegen! Vielleicht war die Frage, ob ich nicht die Scheidungswelle ausnutzen sollte, nicht völlig unberechtigt. Ich würde darüber nachdenken, in Ruhe. Während des Malens in meinem Atelier.

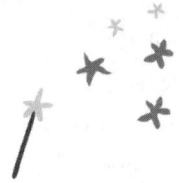

WER VERWÖHNT HIER WEN?

Die Besuche bei meinem Vater hatten sich verändert. Wenn ich früher kam, rief er vorher an und fragte, was er kochen solle, und meistens wünschte ich mir Erbsensuppe, weil die niemand so gut machte wie mein Vater. Vor allem ich nicht. Dann ließ er sogar extra für mich den gebratenen Speck weg, und sie schmeckte ihm trotzdem noch.

Aber neuerdings kommt er nicht mehr ganz so gut zurecht, seine Arthrose macht ihm zu schaffen. Wenn ich mich sonst auf den Weg zu ihm gemacht hatte, hatten mir meine Nachbarn noch fröhlich zugerufen, als sie mich mit dem Koffer sahen: »Na, wieder auf dem Weg zum Vater? Lassen Sie sich schön verwöhnen!« Ja, so war es immer gewesen: Er hatte meinen Lieblingskäse, Unmengen an Schokolade, Tomaten und frisches Körnerbrot gekauft – er selbst aß am liebsten altes, weil er es angeblich besser vertrug.

Nach unzähligen Telefonaten, in denen er über seine schmerzenden Gelenke geklagt hatte, stellte ich mich dieses Mal darauf ein, diejenige zu sein, die ihn verwöhnen würde. Und richtig: Als er mich am Bahnhof abholte, ließ er mich schon auf dem Weg zu sich nach Hause wissen: »Also, ich habe extra vegetarische Pizza für dich gekauft, zwei verschiedene, von Aldi. Kannste beide essen.«

Oh, da hat aber einer keine Kosten und Mühen gescheut, dachte ich bei mir, und antwortete: »Gut, dann mache ich mir nachher eine.«

Mein Vater war nicht nur kein Vegetarier wie ich, er aß für sein Leben gern auch richtig krasse Sachen, wie Schnecken, Ochsenschwanz, Kutteln und Innereien als solche. Es war also meist nicht so einfach für uns, auf einen gemeinsamen Nenner zu kommen. Und so war ich auch erleichtert, dass mein Vegetarismus endlich bei ihm angekommen war und er nicht mehr mit Fragen wie: »Aber Wurst geht doch, oder?« um die Ecke kam.

Nachdem wir uns ein bisschen unterhalten hatten und ich seinen Garten gebührend bestaunt hatte, machte er einen ausgedehnten Mittagsschlaf, währenddessen ich allmählich ein Hüngerchen verspürte. Er wachte und wachte nicht auf, sodass ich etwas missmutig beschloss, mir schon einmal eine Pizza Verdure in den Ofen zu werfen, morgen würde ich einkaufen fahren.

Vielleicht vom Duft, jedenfalls wachte mein Vater auf, als die Pizza fertig war.

»Möchtest du etwas abhaben?« … von dieser stinklangweiligen Fertigpizza, ergänzte ich in Gedanken.

»Nein danke«, erklärte mir mein Altvorderer, »ich habe keinen Hunger!«

Also mümmelte ich Teig und Tomatensoße und eine Handvoll kleiner Paprikastückchen vor mich hin. Immerhin sättigte die Verdure, stellte ich fest. Als ich mir gerade den letzten Rest Tomatensoße vom Kinn wischte, stand mein Vater auf und ging in die Speisekammer. Zurück kam er alsbald mit einem dicken Bund Spargel und einem Netz neuer Kartoffeln. Ich guckte ihn entgeistert an, woraufhin er mir erklärte: »Ich mache mir jetzt Spargel.« Er verschwand trotz Arthrose so schnell in der Küche, dass er meine Empörung gar nicht mehr mitbekam.

Soviel zum Thema »verwöhnen«. Anscheinend musste ich ab jetzt wirklich für mich selbst sorgen. Er konnte das ja für sich selbst auch noch ganz gut, nur sein Gemeinsinn war ihm wohl mit den Jahren abhanden gekommen.

Nach seinem leckeren Spargelgericht war mein Vater voller Tatendrang. »Wollen wir einen Ausflug machen? Du müsstest allerdings fahren, meine Arthrose macht mir so zu schaffen ...«

Ich durfte mit seinem heiligen Auto fahren! Das konnte zwar anstrengend werden, aber es war doch auch ein Schritt ins Erwachsenwerden meinerseits, wenn er mir das zutraute. Endlich nahm er mich nicht mehr nur als Tochter, als Kind wahr, sondern vertraute mir sogar sein Auto an! Es hatte unmerklich eine Rollenverschiebung stattgefunden, die mich einerseits glücklich machte, andererseits aber auch melancholisch. In diesem Moment war ich mehr vom Mädchen zur Frau geworden als in vielen anderen Momenten davor. Heimlich wischte ich mir eine Träne aus dem Gesicht.

Tatsächlich drückte mein Vater mir aber den Schlüssel nicht sofort in die Hand, sondern ließ mich wissen: »Ich fahre ihn erst einmal aus der Garage.«

Als wäre ich dazu nicht imstande! »Papa, das kann ich doch auch!«, protestierte ich, aber da hatte er sich schon an mir vorbeigeschoben und sich mühsam hinters Steuer gequetscht.

Auf der Straße wollte ich mit ihm Plätze tauschen, aber er hatte es sich anders überlegt: »Es geht doch besser als ich dachte, hin fahre ich, vielleicht fährst du ja zurück.«

Weil es ihm nicht so gut ging, fuhr er ziemlich langsam. Eigentlich zu langsam, wie ich fand. »Papa, mit 40 solltest du vielleicht lieber Landstraße fahren ...« empfahl ich meinem Vater, weil mich der Blick auf die hupendenden und dicht auffahrenden anderen Wagen im Rückspiegel sehr nervös machte.

»Autobahn ist schneller«, war seine knappe Antwort, und mein »Aber doch nicht so!« ignorierte er einfach.

Nach einer gefühlten Ewigkeit kamen wir endlich an einem kleinen Waldcafé an.

»Zurück möchte ich aber fahren!«, teilte ich ihm jetzt schon mit, weil ich noch eine solche Fahrt nicht mitmachen wollte.

»Ja, ja«, kam es wenig überzeugend zurück. Wir bestellten Kaffee und Kuchen, weil ein Spaziergang, wie ich ihn liebend gern gemacht hätte, meinem Vater zu viel war.

»Aber dein Kaffee ist koffeinfrei, oder? Du musst wirklich aufpassen mit deinem hohen Blutdruck!«, ermahnte ich meinen Vater, der mich nur böse anguckte um dann der Kellnerin zu sagen: »Beide mit Koffein!« Ich war anscheinend doch noch nicht ganz mit ihm auf Augenhöhe.

Mein Apfel-Käsekuchen schmeckte toll, und auch mein Vater ließ sich seinen Aprikosenkuchen schmecken und unterhielt mich mit Geschichten aus seiner Kindheit und Jugend.

»Ich habe mein Portemonnaie vergessen, dabei wollte ich dich doch einladen!«, gestand er mir zerknirscht, und so lud ich ihn also gern ein, wie die letzten Male eigentlich auch, wenn ich mich recht erinnerte.

Als es an den Aufbruch ging, sah er mir fest in die Augen, als er mir den Autoschlüssel in die Hand drückte, und ermahnte mich: »Fahr vorsichtig.«

Und das tat ich. Nicht ganz so vorsichtig wie er vielleicht, aber doch so, dass er mich zu Hause ganz erstaunt wissen ließ: »Das ging doch eigentlich ganz gut!«

Nur in die Garage wollte er doch lieber selbst einparken.

DAS KINDER-LOS

»Leo übernachtet heute bei einem Kumpel, so weit ich weiß, und bei Lina kann es spät werden, sie geht auf irgendeine Party. Ich dachte, sie isst noch mit, deshalb hab ich was Veganes gemacht. Mir war so, als hätte sie gesagt, morgen sei diese Party.« Silvia sah uns entschuldigend an, während sie den veganen Nussbraten aufschnitt.

Ich nahm mir Broccoli, Ralf guckte etwas verzweifelt auf den braunen Nussberg. Ich sah ihn jetzt schon im Anschluss zum Dönermann gehen.

»Es ist toll, dass die jungen Leute sich so für die Umwelt einsetzen! Es ginge dem Weltklima wesentlich besser, wenn mehr Menschen wie Lina denken würden!«, sagte ich und reichte Silvia strahlend meinen Teller, obschon auch ich mich etwas vor dem Braten fürchtete. Ich aß zwar kaum Fleisch, aber mir reichten eigentlich Beilagen. Besonders heute.

»Ich kann mir das schlecht vorstellen, dass Lina und Leo jetzt schon so groß sind, dass man sie kaum noch sieht. Wenn wir Kinder hätten – ich weiß nicht, wie ich das fände, wenn die immer unterwegs wären. Wann kommt Lina denn so nach Hause? Nach 12?«, fragte mein Mann, und in dem Moment hätte ich ihn knuddeln können.

Süß, welche Vorstellung er von Teenagern hatte. 12 war doch das neue 20 Uhr. Da ging man doch erst los. Wenn überhaupt.

Auch Mike seufzte. »Träum weiter. Neulich war sie erst morgens um 7 zu Hause! Um 7!«

»Na ja, aber das war nun wirklich eine Ausnahme! Normalerweise kriege ich es mit, dass sie so zwischen 3 und 4 kommt.« Silvia sah nicht gerade glücklich aus, als sie uns das mitteilte.

»Lustig, früher war es das Baby, das nachts »kam«. Daran erinnere ich mich noch gut!«, meinte ich. Lina war wirklich ein niedliches, unkompliziertes Baby gewesen, das fast durchschlief, und nur einmal die Nacht auf sich aufmerksam machte. Ich als Patentante und gute Freundin der Mutter hatte ja ihr ganzes bisheriges Leben mitbekommen.

»Und später dann kam sie in unser Bett gekrochen, wenn sie sich nachts fürchtete, weil sie schlecht geträumt hatte! Und heute würden wir uns freuen, wenn sie das täte!«

»Na ja. ›Freuen‹ ist vielleicht zu viel gesagt«, murmelte Mike und sah seine Frau verständnislos an, »sie ist ja riesig.«

»Ach, du weißt doch, wie ich es meine!« Silvia hatte tatsächlich Tränen in den Augen.

»Es geht so schnell! Zu schnell!«

»Aber ist doch auch toll, dass ihr die Kinder zu so viel Selbstständigkeit erzogen habt!«

»Sara aus Linas Klasse ist schwanger. Da ist wohl eine zu zu viel Selbststständigkeit erzogen worden!«

»Oh-oh«, machten mein Mann und ich gleichzeitig. Nicht auszudenken, wenn ich bald nicht nur Patentante, sondern auch Patengroßtante von einem kleinen Baby sein würde. Dafür fühlte ich mich wahrlich noch nicht bereit. Auf der anderen Seite gab es ja total niedliche Babyklamotten.

Aber dann wären unsere Freunde ja Oma und Opa? Ich musste grinsen, aber es war nicht nur, weil ich die Vorstellung lustig fand, sondern auch, weil ich mich damit etwas überfordert fühlte. Schließlich waren wir gleich alt. Komisch, für Ralf und mich waren Kinder nie ein Thema gewesen, wir liebten die Kinder unserer Freunde sehr, hatten uns aber nie eigene gewünscht. Dass diese jetzt eine Zeit von Schwärmereien und Discobesuchen durchlebten, die für uns selbst noch gar nicht sooo lange her zu sein schien, fühlte sich seltsam an. Und vor allem, dass diese auch schon bald eigene Kinder haben konnten, war auf eine Art irritierend.

»Und, habt ihr schon den Sommerurlaub geplant?«, fragte ich, um von dem heiklen Thema abzulenken.

»Wir würden gerne nach Südfrankreich. Aber es ist noch nicht klar, ob mit oder ohne die Kinder. Lina möchte vielleicht auch mit ihren Freundinnen verreisen. Mit Zug und Fähre nach Irland. Und Leo …«

»Leo ist doch erst 15? Er will auch schon nicht mehr mit euch mit?« Ralf zog seine Augenbrauen hoch, und ich erinnerte mich daran, dass ich mit 15 noch in Latzhose und mit Affenschaukeln auf Bäume geklettert war, in Deutschland. An eine Reise allein oder mit Freunden war für mich in dem Alter überhaupt nicht zu denken gewesen! Selbst meine Großeltern im Sauerland hatte ich erst mit 18 alleine mit dem Zug besucht.

»Er ist ja bei den Pfadfindern. Und die planen ein großes, internationales Zeltlager in Frankreich. Und wir dachten, wenn wir auch nach Frankreich fahren, können wir vielleicht wenigstens ein paar Tage etwas mit ihm gemeinsam machen …« Silvia schien das Gefühl zu haben, sich andauernd bei uns entschuldigen zu müssen, jedenfalls klang sie so und sah auch so schuldbewusst dabei aus: »Ich fände es zu schön, noch mal als Familie in die Ferien zu fahren, aber ich glaube, das kann ich mir abschminken.« Sie schien den Tränen nahe zu sein.

Ob es eine gute Idee von Ralf war, sie daran zu erinnern, wusste ich nicht, aber ich sah seine guten Absichten, als er sagte: »Mensch, erinnert ihr euch noch daran, wie du, Silvia, schwanger warst und ihr noch schnell nach Australien geflogen seid, solange das noch ging? Damals wolltet ihr euch diesen Traum noch erfüllen, solange ihr noch ohne Rücksicht auf Schulferien etc. miteinander verreisen konntet! Und – zack – 17 Jahre später ist es wieder so weit! Das ist doch großartig! Ihr habt wieder richtig Zeit für Zweisamkeit!« Er strahlte, als wäre das erstrebenswert und nicht etwas, was wir beide schon die ganze Zeit hatten und aus dem wir bestimmt nicht immer nur das Beste machten.

»Ja, schon, aber das war ja, bevor wir eine Familie hatten. Man gewöhnt sich so an die Kinder. Und es ist doch wunderbar, eine Familie zu sein! Und jetzt, wo man so richtig mit ihnen etwas anfangen könnte, da ziehen sie aus. Nicht ganz, aber sie wollen nicht mehr so viel von einem wissen.«

»Sie erkunden ihre Welt! Machen ihre Erfahrungen! Und ihr werdet trotzdem immer die wichtigsten Menschen in ihrem Leben sein.« Ich überlegte kurz: »Will Lina von mir auch nichts mehr wissen? Hm. Wir waren tatsächlich lange nicht mehr zusammen shoppen.« Pause.

»Ich vermisse sie auch. Vielleicht sollten wir alle sechs mal zusammen in den Urlaub fahren? Allerdings finde ich die Idee mit dem Leo-Besuch in Frankreich nicht so richtig gut. Es könnte ihm unangenehm sein, wenn ihr da aufkreuzt. Nichts gegen euch, aber …«

Mike nickte: »Hab ich ihr auch schon gesagt. Und ich hätte schon dafür gesorgt, dass das nicht passiert.«

In das betretene Schweigen am Tisch mischte sich nur das Klappern des Bestecks und das Lob an die Köchin. Der Nussbraten schmeckte nämlich überraschend gut und selbst Ralf schien sein Fleisch nicht zu vermissen.

Später, als die Männer abräumten und die Küche sauber machten, machten Silvia und ich es uns auf dem Sofa bequem. »Es ist tatsächlich auch ganz schön, wieder mehr Ruhe zu haben, und anders planen zu können, aber wenn ich mir vorstelle, dass es nicht mehr allzu lange dauert, bis beide ausziehen, dann werde ich doch melancholisch. Natürlich sind Teenager unglaublich anstrengend, weil alles andere für sie wichtiger ist als die eigenen Eltern und das Zuhause. Aber wenn diese schlimme Phase vorbei ist, sind sie schon nicht mehr da! Und dann sind wir alt und allein! Dafür hat man doch keine Kinder! Vielleicht sollte man einmal etwas erfinden, was sie immer klein sein lässt. Damit sie nie ausziehen.« Sie dachte kurz nach und ihre Stirn kräuselte sich. »Also, so mittelklein. Alleine auf die Toilette sollten sie schon können. Und sich mal etwas zu essen machen. Führerschein wäre schon auch gut. Und vielleicht einen kleinen Nebenjob. Aber sie sollten zu Hause schlafen.« Noch eine Pause. »Ach, es ist eigentlich ganz gut so, wie es ist.«

In dieser Nacht träumte ich von kleinen, Hobbit-ähnlichen Menschen, die bei uns wohnten, sich ab und zu etwas kochten, zur Arbeit fuhren und zu Hause schliefen, aber nie auszogen. Es wurden immer mehr, wie sie sich vermehrten, kam in meinem Traum nicht vor, aber irgendwann waren es so viele, dass wir zu zweit in einem Bett schlafen mussten. Es war kein schöner Traum. Und als ich aufwachte, lag Ralf fast vollständig auf meiner Seite.

WO SIND SIE HIN, DIE TAMPONTAGE?

Samstags-Großeinkauf: Im Gegensatz zu Ralf machte mir das immer Spaß. Es war schön, zu zweit einzukaufen, sich zu überlegen, was es die nächsten Tage zu essen gab, und zu wissen, dass man die Einkäufe nicht allein in die Wohnung schleppen musste.

Wir nutzten die Gelegenheit und nahmen gleich zwei Pakete Toilettenpapier mit, wenn wir schon einen Großeinkauf machten. Und Küchenrolle.

»Du, diese Tampons sind im Angebot – ist das nicht deine Marke?« Ralf zeigte auf eine Pyramide aus Tamponschachteln.

Die waren im Angebot? Gab es das? Gehörten Tampons nicht zu den Artikeln, die es in meinem gesamten Leben noch nie günstiger gegeben hatte, weil alle Welt sie dringend brauchte? Genauer gesagt: die halbe Welt? So wie Rasierklingen und Toilettenpapier! Toilettenpapier gab es einfach nie im »Sale«. Ich erinnere mich jedenfalls nicht daran, jemals ein Schild in einem Drogerie- oder Supermarkt gesehen zu haben: Tschüssikowski recycling, dreilagig, extra soft, heute nur 2,99 statt 3,49.

Der große Tampon-Sale! Totalräumungsverkauf im o.b.-Flagshipstore, alle Produkte bis zu 50 Prozent billiger! Kaufe drei, zahle zwei! Bei Nichtgefallen Geld zurück! Alles! Muss! Raus! Beim Kauf von drei Kartons ein Paket Toilettenpapier gratis!

»Hey, wie viele nehmen wir mit?«, riss Ralf mich aus meinen Werbefantasien.

»Ich hab noch genug«, ließ ich ihn wissen und drängte ihn in die Abteilung mit dem sauer eingelegten Gemüse. Silberzwiebeln, Selleriesalat und saure Gurken lud ich in unseren Wagen, Ralf nahm noch ein großes Glas Rote Bete mit.

»Ist mit dir alles in Ordnung?«, fragte er mit zusammengekniffenen Augen.

»Ja, ja«, antwortete ich knapp und studierte unseren Einkaufszettel: »Jetzt fehlen nur noch Toast und Waschpulver. Ich gehe zum Brot, du holst das Waschpulver, und wir treffen uns an der Kasse.« Den Wagen überließ ich meinem Mann und sprintete in die Backwarenabteilung.

Ich hatte schon länger keinen »Ausflug mehr ans Rote Meer gemacht«. Keine »Erdbeerwochen gehabt«, »net mei Sach«, wie man im Schwäbischen manchmal sagte: »Achmed, lach net, i han mei Sach net.« Nur dass die Gründe für mein »Sach-Ausbleiben« wahrlich andere waren als die von Achmeds Freundin.

Schon seit über einem Jahr war meine Regel nur noch eine Ausnahme. Konnte das sein? In meinem gefühlt jugendlichen Alter?

Natürlich hatte ich mit meiner Frauenärztin gesprochen, wir hatten einen Hormonspiegel gemacht und »Da sind Sie wohl im Wechsel« war das Ergebnis. Nun. Ich vermisste sie weiß Gott nicht, was hatte ich jedes Mal für Schmerzen gehabt, jeden Monat eine Familienpackung Buscopan heruntergewürgt, davor schlecht geschlafen, währenddessen kaum und hinterher nur noch; und lange hatte die Regel gedauert, zehn Tage mindestens. Die unblutigen Reste eines Monats hatte ich fast an einer Hand abzählen können.

Kopfschmerzen, Rückenweh, Pickel und Mattigkeit hatten den »Besuch vom Roten Baron« übertrieben deutlich angekündigt. Die Vorstellung, die nächsten Tage das »Baumwollpony zu reiten« hatte mich schon vorher träge und lustlos gemacht.

Es war eigentlich ganz schön, nur noch selten den »Maler im Keller« zu haben. Und doch: Etwas daran nagte an meiner Weiblichkeit. An meiner Vorstellung von Weiblichkeit, oder eher gesagt, an der gängigen Vorstellung davon in unserer Gesellschaft. Nicht, dass ich auf meine alten Tage (sic!) noch gebären wollte, aber es war doch irgendwie eine Einschränkung, es jetzt nicht mehr zu können. Ein bisschen kam ich mir vor wie eine Frau, die zwar nie hatte heiraten wollen, aber unbedingt von ihrem Partner zumindest gefragt werden wollte – um ihm dann zu sagen: »Du, das ist nichts für mich. Und, ganz ehrlich: Es ist doch auch so ganz wunderbar mit uns, nicht? Wir brauchen doch keine Papiere, um glücklich zu sein!« Aber zu wissen, dass man könnte! Das war schon gut. Ich konnte jetzt, wo meine Erdbeerwochen Seltenheitswert hatten, sehr wahrscheinlich nicht mehr. Nicht, dass ich wollte – aber das habe ich ja schon erläutert.

Ein anderes Gefühl machte sich in mir breit: Ich schämte mich meinem eigenen Mann gegenüber! Er war doch so wunderbar, er verstand mich, ich musste mich überhaupt nicht schämen oder alt fühlen oder – halt! Ich glaube, das war es. Männer konnten ja mit 90 noch Vater werden – aber eben nicht mehr mit mir. Auf der anderen Seite waren diese Reproduktionsorgane ja auch nichts anderes als eine körperliche Einrichtung wie Milchzähne oder ein Blinddarm, und wenn sie nicht mehr gebraucht wurden, gaben sie eben den Geist auf, beruhigte ich mich. Und als alles noch funktioniert hatte, hatte ich nicht gewollt, warum sollte ich dann jetzt, wo es nicht mehr funktionierte, plötzlich wollen?

Mir fiel ein ähnliches Beispiel ein: Wenn man, wie wir hier in Hamburg, nur eine gute Stunde bis ans Meer brauchte, fuhr man nicht hin – weil man es ja jederzeit könnte. Und andersrum. Wenn man in Bayern saß, träumte man davon, ans Meer zu fahren. Aber ich saß nicht in Bayern und wollte auch nicht ans Meer, ich fand es nur komisch, dass mein Körper (und der Millionen anderer Frauen) irgendwann sagte: »Ich stelle den Ferrari nicht mehr in die Garage. Ich fahre jetzt Mini. Ist eh sparsamer, und man findet auch besser einen Parkplatz.« Warum entschied der das einfach ohne mich? Ich wollte doch immerhin gefragt werden, ob ich das Gemetzel weiterhin in meiner Unterhose haben wollte oder nicht! Junge Frauen hatten ihre Tage, »reife« Frauen nicht! Das war ungerecht! Und was, wenn mein Mann sagte: »Alter (geschlechtsunspezifischer Ausruf des Erstaunens) – du menstruierst nicht mehr? Aber – das war es doch, was ich an dir geliebt habe! Deine miese Laune, deine Schmerzen, eklig-überquellende Badezimmermülleimer! Ich verlasse dich!«

Gut, das hörte sich zugegebenermaßen jetzt etwas utopisch an. Aber es konnte rein theoretisch sein. Eventuell. Vielleicht sollte ich es ihm sagen, falls er es nicht schon selbst gemerkt hatte. Aber wahrscheinlich wusste er es schon.

»Süße, ich habe mal vorsichtshalber eine Schachtel von den Dingern mitgenommen. Kann ja doch sein, dass der Quell noch nicht ganz versiegt ist ...«

Mein erstes Tampon-Sonderangebot! Solange es immer noch von irgendetwas ein erstes Mal gab, konnte ich ja gar nicht alt sein.

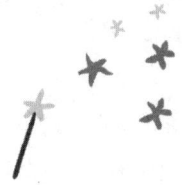

NICHT NUR NADELN KÖNNEN SCHMERZEN

Natürlich probierte ich alles Mögliche aus, um meine Beschwerden, also Hitzewellen und Schlaflosigkeit, erst einmal auf die sanfte Tour zu lindern. Meine Freundin Selma schwor auf Akupunktur, sie hatte mir einen Tipp gegeben: Frau Pau, eine Originalchinesin, die in der Hafencity ihre Praxis hatte. Sie konnte wohl mit Nadeln umgehen wie ein Florist mit Blumenstielen, wie ein Friseur mit Kamm und Schere, wie ein Schreiner mit Hobel und Säge.

Nach einer Behandlung bei ihr sollten sogar Beschwerden, von denen man vorher nichts gemerkt hatte, verschwunden sein! Ich war sehr gespannt.

Natürlich fuhr vom Parkplatz direkt vor Frau Paus Praxis einer weg, genau als ich ankam. Mein Interesse an Übersinnlichem hat, wie soll ich sagen, in den letzten Jahren etwas zugenommen, also betrachtete ich es als gutes Zeichen und bedankte mich beim Universum. Schließlich hatte ich mir hier einen Parkplatz bestellt, so wie es einige meiner Freundinnen, allesamt kluge und gebildete Frauen, auch seit einiger Zeit tun. Und, was soll ich sagen: Es funktionierte. Es funktionierte so gut, dass selbst mein äußerst vernunftorientierter, jedwedem Aberglauben absprechender Mann mich jedes Mal, wenn wir zusammen im Auto saßen, bat, am Zielort einen Parkplatz zu bestellen. In den wir dann auch jedes Mal einparkten. Also in 97,9 Prozent der Male, schätze ich. Ich wollte es immer schon einmal ausrechnen, habe das bisher aber nicht getan, deswegen muss ich jetzt bei dieser groben Schätzung bleiben.

Diesmal hatte ich also wieder einen wunderbaren Parkplatz direkt vor dem Haus. Erstaunlich, dass etwas wie Traditionelle Chinesische Medizin, kurz TCM, in einer so unwirtlichen Gegend wie dieser hier ausgeübt wurde. Nicht, dass es dort schmuddelig war, aber dieser Ort wirkte wegen seiner sterilen Neubauten und des fehlenden Grüns eher wie ein Ort für plastische Chirurgie. Bei Traditioneller Chinesischer Medizin dachte ich an Mandelblüten, kleine Springbrunnen und Blumenwiesen.

Und natürlich an Mädchen mit riesigen Augen und Stupsnasen in abgefahrenen, bunten Klamotten. Halt, Mangas waren Japanisch, korrigierte ich mich und beschloss, stattdessen an Pagoden und grünen Tee zu denken.

Als sich im fünften Stock die Fahrstuhltür öffnete, blickte ich zunächst auf ein riesiges, in die Wand eingelassenes Aquarium. Wahrscheinlich machten sie daraus in der Mittagspause Sushi, scherzte ich innerlich mit mir, nur um mich abermals zu rügen: Sushi kam aus Japan! Was war nur heute mit mir los? Auf jeden Fall hatte so ein Aquarium etwas Beruhigendes, Wohltuendes an sich, die Farben der Fische strahlten regelrecht, und ich versank in dem sich fortwährend ändernden Bild.

Plötzlich hörte ich eine Frau hinter mir grummeln: »Die hat auch nichts dazugelernt in all den Jahren!« und lauter: »Tschüs, ich verschwinde!«

Ich drehte mich um und sah eine aparte Dame, vielleicht Anfang 60, und eine Frau ganz in Weiß, die lachend abwinkte und sagte: »Machen Sie es gut, Frau Protscha, und wie gesagt, Sie können sich jederzeit melden!«

Oha, dachte ich, »all die Jahre nichts dazugelernt«, das war aber eine vernichtende Kritik. Wenn die bei den Rezensionen im Internet gestanden hätte, wäre ich heute wohl nicht hier.

Die Dame in Weiß entpuppte sich als Frau Pau, während sie mich herzlich begrüßte.

»Warten Sie bitte noch einen Moment vorne im Wartezimmer, ich hole Sie dann gleich«, sagte sie und deutete auf ein Schild »Wartezimmer«.

Komisch, dass ich gedacht hatte, in einer Akupunkturpraxis würde es bestimmt nur Zeitschriften wie *Geo*, *Mare* oder irgendwelche chinesischen Spezialzeitschriften wie *Die hundert besten Hunderezepte zum Abnehmen* geben, aber nein, auch hier konnte man sich in Sachen Königshäuser und Promis wunderbar weiterbilden. Hoffentlich kam Frau Pau mich nicht so schnell abholen. Nicht nur, weil ich unbedingt wissen wollte, ob Heidi Klum erneut schwanger war, sondern auch weil mir die Aussage der Dame eben wirklich Angst machte, wollte ich mein Zusammentreffen mit Frau Pau noch etwas hinauszögern. Frau Protscha hatte eigentlich ganz sympathisch ausgesehen, jedenfalls in diesem Moment, in dem ich einen Blick auf ihr Antlitz erhascht hatte.

»Kommen Sie bitte mit!« Da war sie leider schon und führte mich in den Behandlungsraum, aus dem sie eben noch mit Frau Protscha gekommen war. Ich guckte mich in dem hellen, großen Raum um, der bodentiefe Fenster in Richtung eines sehr grünen Innenhofs hatte, vor dem Fenster ein kleiner Springbrunnen, ein Strauß bunter Tulpen auf dem ordentlichen Schreibtisch und kein Computer. Hinter dem Sekretär befanden sich Regale, die bis zur Decke mit allen möglichen medizinischen Büchern gefüllt waren. Frau Pau setzte sich hinter, ich mich vor den Tisch in einen äußerst bequemen Ledersessel.

»Was führt Sie zu mir?«, fragte Frau Pau mit einem einladenden, wirklich interessiert scheinenden Gesichtsausdruck. Ich schilderte ihr meine Probleme, und sie notierte sich ab und zu etwas in einem großen, schwarzen Moleskine-Buch. Sie schien voll und ganz bei mir zu sein, fragte nach und nickte ab und zu mit dem Kopf, schenkte mir ein freundliches Lächeln und wirkte, als würde sie wirklich Anteil nehmen.

Plötzlich erklang eine Tonleiter, gespielt auf einem Klavier. Frau Pau seufzte. Gehörte das wohl mit zur Anamnese, überlegte ich?

Oder war das ihr Handyklingelton? Meine Therapeutin guckte auf ihre Uhr. »Es tut mir leid, die Pause da oben scheint vorbei zu sein. Leider wird Mittwochnachmittags genau über diesem Behandlungsraum Klavier geübt. Ab 14 Uhr. Es gibt zwischendrin immer mal eine Pause, die ist mal eine halbe Stunde, mal länger, und heute anscheinend etwas kürzer. Wir haben schon alles versucht, mit den Nachbarn gesprochen, mit dem Vermieter geredet, wegen Schallschutz – nichts bringt etwas. Es tut mir wirklich leid. Leider sind alle anderen Räume von meinen Kolleginnen belegt.«

Jetzt erklang eine unsaubere, von mehreren Pausen unterbrochene Ballade pour Adeline. Schön, dass das Stück immer noch gespielt wird, dachte ich und meinte es nicht ernst. Was machte eigentlich Richard Clayderman? Ob er je gehört hatte, wie ein Anfänger seine Hits verhunzte? Ich lächelte verständnisvoll und sagte: »Zum Glück ist es ja nicht so laut, dass man sich nicht mehr unterhalten kann. Und die Person da oben spielt nur Klassiker?«

Frau Pau räusperte sich: »Wir glauben, es sind verschiedene Leute, die da spielen. Ich denke, es sind Kinder, vielleicht Jugendliche, meine Kollegin meint, es müssen Erwachsene sein, weil sie sich auch manchmal an Jazz versuchen. Betonung liegt auf ›versuchen‹. Auf jeden Fall ist es nicht so erfrischend. Wenn sie nur schön spielen würden!«

»Sie scheinen ja oft zu üben?«

»Na ja, eigentlich nur mittwochnachmittags. Ich habe eine Patientin, sie ist Klavierlehrerin, die kriegt zu viel, wenn ich sie mittwochs ausnahmsweise in diesem Raum behandeln muss. Heute war das leider wieder der Fall. Sie sagt, in all den Jahren, in denen sie hierher kommt, habe die Klavierspielerin nichts dazugelernt. Sie geht wohl davon aus, dass es eine weibliche Person ist«, sagte Frau Pau achselzuckend.

Ach so, dachte ich und strahlte. Mir fiel zwar kein Stein, aber doch ein dicker Notenstapel vom Herzen.

Später lag ich mit Nadeln an den unterschiedlichsten Stellen auf einer gemütlichen Liege, im Hintergrund säuselte angenehm sphärische Musik, die aber leider nicht laut genug war, die ausgefallene Variante der Mondscheinsonate von oben zu übertönen. Vielleicht konnte ich ja wenigstens hier und jetzt schlafen, wenn ich schon nachts nicht pennte, überlegte ich. Frau Pau erklärte mir, dass sie meine Energien, die durch den Wechsel gestört waren, wunderbar mit ihren Nadeln wieder in die richtigen Bahnen lenken könne.

Und selbst wenn das nicht klappen würde, so fand ich es doch herrlich, hier zu liegen, einfach nur auszuruhen, Zeit für mich und mit mir zu haben und zu hoffen, dass das Klavierspiel von oben bald aufhören würde.

Frau Pau hatte mir ein Rezept für einen chinesischen Tee mitgegeben, den ich mir in einer ganz bestimmten Apotheke zusammenstellen lassen sollte. Er war dazu gedacht, meine körperliche wie seelische Balance wiederherzustellen. Allerdings hatte sie mich gewarnt: Manche Menschen fanden den Tee nicht so lecker. Damit allerdings hatte sie so untertrieben, wie ich es in meinem gesamten bisherigen Leben noch nicht erlebt hatte: Als ich das erste Mal die verschiedenen Zutaten genau nach Anleitung aufbrühte, stank die Küche schon, als hätte ich eine Tupperdose mit altem Fisch stundenlang auf der heißen Herdplatte stehen lassen. Was um alles in der Welt war in diesem Tee? Ich sollte ihn eine Weile ziehen lassen und dann über den Tag verteilt in kleinen Schlucken trinken. Nicht ein einziger Schluck war mir möglich. Ich versuchte es wirklich, ich schwör! Als ich vorsichtig meine Lippen mit dem Gebräu benetzt hatte, war es mir, als hätte ich mir meine eigene Galle, gemischt mit uraltem Tilsiter, Diesel und Bitumen zu Gemüte führen wollen. Es funktionierte nicht. Eine natürliche Abscheu hinderte mich daran, die Brühe zu mir zu nehmen. Medizin musste bitter sein, das konnte ja sein, aber musste sie einen zum Übergeben anregen? Vielleicht auch manchmal, aber das stand – so wie ich es verstanden hatte – nicht an erster Stelle der zu erwartenden Wirkungsweise. Also erklärte ich mich Frau Pau, die es zwar bedauerte, aber irgendwie doch verstand. Sie selbst habe, wie sie erzählte, zwar immer, auch für zwischendurch als Erfrischung, genau diesen Tee in ihrer Tasche, habe aber wohl auch schon von anderen Patienten gehört, dass diese den Geschmack »schwierig« fanden. Wir blieben also beim Nadeln.

Leider half aber das Gepiekse nicht, auch nach mehreren Wochen war ich nicht entspannter als vorher, im Gegenteil: Weil außer dem Mittwochnachmittagstermin selten etwas für mich frei war, war ich sogar noch weitaus nervöser als bisher. Das Geklimper brachte mich an den Rand meiner nervlichen Belastbarkeit. Von Dienstag auf Mittwoch schlief ich praktisch gar nicht mehr, weil ich solche Panik davor hatte, anderntags wieder unter der akustischen Folter leiden zu müssen. Von meiner Hausärztin ließ ich mir ein Beruhigungsmittel verschreiben, um irgendwie diese Akupunkturtermine zu überstehen.

Und als ich eines Mittwochs kurz davor war, bewaffnet mit sämtlichen Nadeln, die ich mir aus dem Körper pflücken würde, in Unterwäsche nach oben zu stürmen und die Nachbarn als lebendige Voodoo-Puppen zu spicken, da konnten mich nur zwei Gedanken davon abhalten: Ich komme in die Anstalt, wenn ich das mache. Und: Ich suche mir etwas anderes.

Ich entschied mich für Letzteres und machte mich auf die Suche.

OPTIMAL, OPTIMALER, AM OPTIMALSTEN

»Ich bewundere Selma total, dass sie einfach aufs Land gezogen ist. Sie hat Träume und verwirklicht sie!«

Ich hatte Karins Stimme von unserem Telefonat nachmittags noch im Ohr, als ich mich spätabends neben Ralf ins Bett kuschelte. Natürlich wusste ich, dass Selma den Umzug nicht einfach von heute auf morgen durchgezogen hatte, zwischen der Idee und ihrer Verwirklichung hatte aber immerhin nur ein Jahr gelegen. Das war schnell, fand ich. Andere waren noch schneller: Unser Nachbar, ein Englisch-Dozent an der TU, hatte sich – der Klassiker – von heute auf morgen von Frau und Familie getrennt, um zu einer seiner Studentinnen in die Siebener-WG zu ziehen. Er war ein Jahr jünger als ich. Und erst vor wenigen Monaten hatte Matze, ein Kollege von Ralf, seinen Job an den Nagel gehängt, um Saucier zu werden. Saucier!

Und ich? Wollte ich vielleicht auch etwas anderes? Etwas mit niedlichen Tieren? Im Ausland arbeiten? Schreiben konnte ich ja eigentlich von überall. Oder war es einfach nur die Midlife-Crisis, das Gefühl, sonst etwas zu verpassen? Wo wollte ich hin, oder war ich schon da, wo ich sein wollte?

Plötzlich fielen mir Unmengen von Menschen aus unserem Bekanntenkreis ein, die sich in unserem Alter komplett neu erfunden hatten, sich entschieden hatten, ganz von vorne anzufangen. Hatte nicht Hilmar, mit dem ich zur Schule gegangen bin, all sein Hab und Gut verkauft, um jetzt im Himalaya Schafe zu züchten? Und war nicht Ute, die Frau einer meiner Kolleginnen von früher, aus ihrem Job als Lehrerin ausgestiegen, um Zumba- und Yogalehrerin auf Mallorca zu werden? Hinnerk, den ich nur flüchtig über Selma kannte, machte Straßenmusik in Irland, jedes Jahr in den Sommermonaten, er kam in der Zeit immer in der WG von Freunden unter. Und Karins Schwester und ihr Mann hatten sich mit 47 überlegt, dass sie doch gerne ein Kind hätten, und hatten nun einen Pflegesohn. Ralfs Cousine hatte neuerdings ein Pferd, und unsere Ex-Nachbarn, Carla und Dingens, hatten sich mit Mitte 40 ein renovierungsbedürftiges Häuschen in der Toskana gekauft, was sie jetzt in jeder freien Minute herrichteten. Und ich? Wo waren meine Träume? Außer mal auf eine Flusskreuzfahrt zu gehen oder endlich mal Ablage zu machen, gab es da nicht viel.

War ich wirklich so fantasielos, oder hatte ich meine Träume einfach unter einem Haufen Gewohnheiten und Alltagsherausforderungen begraben?

Offenbar trieben Ralf zurzeit ähnliche Gedanken um, denn als wir uns eines Abends auf den Weg zum Kino machten – es lief der neue *Star Wars* –, erzählte er von einem Kollegen, der seinen gutbezahlten Job gekündigt hatte, um jetzt Tierheilpraktiker zu werden, nachdem er bei einem Coach gewesen war. »Dieser Toby T. Tender ist Top-

Coach, und Werner ist total begeistert von ihm. Finde ich eigentlich gar nicht schlecht, mal zu gucken, was man eigentlich noch so will vom Leben.« Er sprudelte damit los, was Werner ihm von seinen Treffen mit diesem »Top-Coach« berichtet hatte: Man befinde sich doch jetzt im besten Lebensalter, man könne und müsse eigentlich noch mal ganz von vorne anfangen, man müsse das Leben führen, das man selbst wolle, man dürfe es nicht von anderen »leben lassen« (hier war Ralfs Stimme ganz ehrfürchtig geworden) und dürfe bloß nicht als angepasster Typ in irgendeiner Firma enden, sondern lieber etwas machen, was einen ausfülle ... und so weiter. Das war alles nicht neu. »Carpe diem« und »Träume nicht dein Leben, sondern lebe deinen Traum« und so weiter. Es machte mich müde.

Ralf hingegen war völlig aufgedreht: »Ich glaube, ich höre mir den auch mal an. Das klingt doch wirklich spitze! Und du? Du bist dir doch auch manchmal nicht ganz sicher, was du eigentlich machen möchtest! Geh doch auch mal zu ihm!«

»Nee, ganz bestimmt nicht! Das ist doch alles Kokolores und nichts auch nur irgendwie Erleuchtendes, der hat bestimmt auch nur Ideen wie ›Machen Sie mal ein Sabbatjahr und reisen einmal ohne Geld um die Welt!‹ Oder ›Schieben Sie einfach Ihren Schreibtisch im Büro an eine andere Wand‹ oder ›Machen Sie mal was ganz Verrücktes und lesen Sie morgens das Abendblatt und abends die Morgenpost!‹«

»Boah, du solltest echt über eine Hormonersatztherapie nachdenken, du bist manchmal echt schwierig in letzter Zeit ...«

Seitdem hatten wir uns öfter darüber unterhalten, ob, und wenn ja, welche Pläne wir hatten, und ich war aus den Gesprächen meist ohne neue Erkenntnisse herausgekommen. Das stimmte mich unzufrieden. Ich wollte auch Träume! Und zwar richtige! Nicht nur Hinterglasmalerei oder Batiken. Weil das so war, begann in mir ein Plan zu reifen.

Zum Top-Coach wollte ich nicht, bei einer Frau würde ich mich besser aufgehoben fühlen, war ich überzeugt. Ich hatte auch schon jemanden im Auge, eine professionelle Beraterin. Auch von meinen Freundinnen und Bekannten hatten einige von ihr gehört, ein paar sogar Unterstützung bei ihr gesucht – und gefunden. Leslie Markx, eine in Hamburg lebende Kanadierin, wurde mir sehr empfohlen, und nachdem ich im Internet über sie recherchiert hatte, machte ich klopfenden Herzens einen Termin mit ihr aus.

Noch stärker klopfte mein Herz, als ich wenige Wochen später vor ihrer Tür stand: Sie hatte ihre Praxis, oder wie sagte man da? Ihre Kanzlei? Ihr Büro? Egal – sie empfing ihre Kunden? Patienten? Klienten? Egal – ihre Räume waren in einem hellen Jugendstil-Mehrfamilienhaus in einer noblen Straße an der Alster untergebracht. Die dicken Bodendielen knarzten, als ich den breiten Wohnungsflur betrat, nachdem die Tür von einem leisen Summen des Öffners geöffnet worden war. Boah, welch prächtige Zimmer! Meterhohe Decken, die mit aufwändigem Stuck verziert waren, Wände mit cremefarbenem Rauputz, antike Schränke neben modernen Sitzmöbeln, und vor allem: Platz. Sehr viel Platz. Wahrscheinlich ließ Leslie Markx ihre persönliche Yoga- oder Zumba- oder irgendeine andere Lehrerin zu sich kommen und hielt vor Ort ihre Sportsessions ab. Coaching schien ja ein ganz lukrativer Job zu sein. Vielleicht kam ja bei unserem

Gespräch heraus, dass ich auch ins Coaching-Geschäft einsteigen sollte … Allerdings wüsste ich noch nicht, wie ich andere beraten sollte. Vielleicht würde ich aber genau das ja heute lernen.

Kurz dachte ich an meinen Mann, bei dem auch heute ein Wochenendseminar bei diesem Toby T. Tender begann. Er hatte dafür extra an die Ostsee fahren müssen, sich sogar einen Tag dafür freigenommen. Toby Tender! Das klang nun nicht gerade nach Top-Coach, warum hatte er sich keinen Künstlernamen gesucht? Magic Toby, Tee Tanberg oder Toby T. Tender! Oder so. Ich war gespannt, was Ralf erzählen würde.

Aber noch gespannter war ich natürlich auf mein Erstgespräch mit Leslie. Bei der Terminvergabe am Telefon hatte mich die professionell freundliche Dame darauf hingewiesen, dass ich Leslie Markx (übrigens ein sehr cooler Name!) ruhig duzen sollte, ich wollte dennoch damit warten, bis ich sie gesehen hatte.

Nachdem ich die Eingangshalle genug bewundert hatte, stellte ich mich am Empfangstresen vor und wurde auch gleich zu Leslie begleitet. Sie saß in einem sehr hellen Raum, der zur Alsterseite hin komplett verglast war und erinnerte mich spontan an Bastian Pastewkas Agentin Regine, aus der Serie »Pastewka«. Sie war eine attraktive Mittfünfzigerin mit Geschmack und mir sofort sympathisch, eben weil ich »Regine« auch mochte. Mir waren grundsätzlich fremde Menschen sympathisch, in denen ich mir bekannte Leute, die ich mochte, wiederfand. Und wenn es nur der allererste Blick war. Leider war es andersrum genauso: Fand ich jemanden privat doof, so begegnete ich dem, der mich an ihn erinnerte, auch mit Abstand. Aber ich versuchte daran zu arbeiten, das zu ändern.

Leslie war aus ihrem monströsen Ledersessel aufgesprungen und begrüßte mich mit einer Herzlichkeit, die echt zu sein schien. Wir ließen uns auf einer cremefarbenen Sitzgruppe nieder. Die Dame vom Empfang servierte Kaffee und Wasser, auf einer silbernen Etagere prangten fünf köstlich aussehende Pralinen. Fünf!

Dies war der Anfang eines neuen Ichs, der Beginn von etwas ganz Großem, das spürte ich genau. Vielleicht war ich lesbisch, oder wohnte im falschen Körper? Oder zumindest in der falschen Stadt? Würde mir Leslie klarmachen, dass ich zu etwas ganz Besonderem geboren war, sollte ich vielleicht versuchen, noch in irgendein europäisches Königshaus einzuheiraten? Oder etwas ganz anderes, irgendwas mit Tieren, vielleicht war meine eigentliche Bestimmung ja Hunde-psychologin? Ja, noch mal studieren, das konnte es sein! Oder direkt auf ein Forschungsschiff und etwas für die Umwelt tun. Es gab so viele Möglichkeiten, und ich war wahnsinnig gespannt, was wir zusammen herausfinden würden. Und ich hoffte, dass sowohl Ralf als auch ich nicht zu der Erkenntnis kamen, dass wir eigentlich für 25-jährige Models und Rockmusiker besser geeignet wären als füreinander.

»Erzähl mir, warum du bei mir bist!«, forderte Leslie mich mit sanfter Stimme auf. »Naja, ich bin jetzt Mitte 40, und ich frage mich, was da noch kommt in meinem Leben.«

Sie lächelte und sah mir tief in die Augen: »Dafür bist ganz allein du verantwortlich, dafür, was noch kommt!«

»Ja, klar, das weiß ich, aber ich frage mich, wie ich herausbekomme, was ich eigentlich will?«

»Ich sehe eine tolle, fröhliche Frau – die ich übrigens niemals Mitte 40 geschätzt hätte – und ich sehe unheimlich viel Potenzial in dir. Du strahlst etwas unheimlich Ruhiges, Versonnenes und gleichzeitig Mutiges, ja, geradezu Draufgängerisches aus, ich glaube, das ist ein ganz großer Schatz, den du da hast. Ich glaube, du kannst alles sein und machen, was du willst, und das ist ganz wunderbar! Du bist die Herrscherin über dein Leben, und ich sehe da unheimlich viel Kreativität, die du in deinem bisherigen Job überhaupt nicht nutzt, nicht nutzen kannst, weil du zu gefangen bist in Sachzwängen und in dir selbst. Du arbeitest für andere und nicht für dich, nicht an dir. Wenn ich dir etwas wünschen könnte, dann wäre es, dass du dieses unglaubliche kreative Potenzial nutzt, was ich bei dir sehe und spüre, ja ich spüre es regelrecht, nicht nur, weil ich natürlich den Fragebogen gelesen habe, den du mir im Vorfeld geschickt hast, nein, deine Kreativität ist so stark in dir, dass ich dir zurufen möchte: Mach etwas Kreatives! Male Bilder, lege einen Garten an, reise – oder, was ich für dich völlig passend fände: Schreibe! Du kannst ganz einfach mit deinem Tagebuch, oder kleinen Notizen beginnen, aber du musst schreiben!«

Ich sah sie verunsichert an. Klar malte ich ab und zu und war drauf und dran, mich für einen Aquarellmalkurs anzumelden, und um unseren Balkon kümmerte auch ich mich am meisten, ebenso um unsere Urlaube, wenn es darum ging, wo wir noch nicht gewesen waren und was wir unbedingt angucken mussten, aber ich schrieb ja nun auch. Also, hauptsächlich. Ich machte all das ja schon, was sie als mein größtes Glück ansah. Deshalb sagte ich lahm: »Ich schreibe ja auch …«

»Das ist gut! Das ist ein ganz toller Anfang! Wenn du diesen Wunsch schon in dir verspürst, dann mach weiter damit! Aus SMS werden E-Mails, aus E-Mails können Briefe werden, aus Briefen Artikel und so weiter! Ich biete auch ein Wochenendseminar zum Thema Schreiben an, du könntest, wenn du willst, daran teilnehmen, vielleicht veröffentlichst du auch mal was!« Ich wollte gerade einschreiten, und ihr erklären, dass ich bereits einige Bücher geschrieben hatte, aber ich kam nicht dazu, sie sprühte geradezu vor Enthusiasmus: »Ich verstehe, dass du das Geschäft deiner Eltern weiterführen möchtest, aber ist es wirklich dein Wunsch, ganz tief in dir drin? Oder ist da mehr? Schließe einmal die Augen und spüre in dich hinein: Wo ist der leuchtende, goldene Ball, der dich strahlen lässt? Bäm! Ist das wirklich das Unternehmen? Oder ist da mehr?«

Ich schüttelte den Kopf und wollte gerade vehement protestieren, als die Vorzimmerdame hereinkam, Leslie ein paar Zettel in die Hand drückte und ihr etwas zuflüsterte, worauf diese wütend etwas zurückzischte. Als Karen, wie Leslie sie genannt hatte, wieder verschwunden war, entschuldigte sich Leslie bei mir: »Entschuldige, da gab es wohl ein kleines Missverständnis. Nachher kommt die Frau mit dem Bestattungsunternehmen der Eltern. Ihr habt denselben Vornamen.« Sie lächelte ein so falsches Lächeln, dass sie richtig gruselig aussah. Ich merkte, wie es in ihr brodelte. Nach zwei, drei tiefen Atemzügen, in denen sie die Zettel überflogen und mir die Etagere mit den Pralinen zugeschoben hatte, hatte sie sich wieder gefangen. Die Pralinen schmeckten himmlisch, konnten jedoch den bitteren Beigeschmack von Leslies Missgeschick nicht übertünchen. Das war schlecht. Und irgendwie auch lustig. Nun würde sie noch einmal von vorne anfangen müssen.

»Wie geht es dir?«, fragte sie, »Ich meine, abgesehen von diesem winzigen Missverständnis. Lass uns einfach ganz zum Anfang zurückspringen, ja?«

Ich nickte und sagte, dass ich jetzt ein wenig durcheinander sei, es mir ansonsten aber gut gehe und ich an sich mit meinem Leben zufrieden sei, mir da aber nicht so ganz traue. Mir war es wichtig, zu erfahren, ob sie noch mehr auf dem Kasten hatte als dieses esoterische Gefasel vom Anfang.

»Es ist großartig, dass du mit deinem Leben zufrieden bist, aber gibt es nicht noch mehr als Zufriedenheit? Du stehst in der Mitte deines Lebens, und wenn du zurücksiehst: Ist da nur Zufriedenheit – neben all den Dingen, die dich geärgert und unglücklich gemacht haben, steht da Zufriedenheit? Und wenn ja: Sollte da nicht auch Glück stehen? Bist du denn nur zufrieden, oder auch glücklich? Und was bedeutet Glück für dich? Du hast die Chance, richtig glücklich zu sein, du hast alles, was du dafür brauchst, in dir, nutze sie, jeden Tag! Carpe diem! Jeder einzelne Tag kann der schönste deines Lebens sein, sieh zu, dass du nicht dein Leben verschläfst, weil du nur davon träumst …« Ich hörte nicht mehr hin. Mir war das alles zu amerikanisch, obschon Leslie ja Kanadierin war. Zu oberflächlich, zu abgedroschen, und außerdem merkte ich, dass mir mein Leben, so, wie es war, wirklich gut gefiel. Meine Ehe mit Ralf war gut, wir verstanden uns prima, meine Arbeit erfüllte mich, ich unternahm viel mit meinen Freundinnen, und wenn ich tatsächlich einmal etwas ändern wollte, würde ich das gewiss selbst merken. Dafür brauchte ich nun wirklich keinen Coach, höchstens einen Wandkalender mit Sinnsprüchen.

Sonntagabend hatte ich meine Coaching-Erfahrung einigermaßen verdaut und konnte schon darüber lachen. Aber ich war natürlich auch sehr gespannt, was Ralf von seinem ganzen Coaching-Wochenende erzählen würde.

Freudestrahlend kam er Sonntag spätabends nach Hause. »Der ist gut, richtig gut!«, verkündete er, noch während er sich aus seinem Mantel schälte. »Ich liege total unter meinem Potenzial, arbeitsmäßig. Da geht noch so viel mehr, viel mehr!« Er drückte mir einen innigen Kuss auf die Lippen. »Es war toll, richtig toll, anstrengend, aber auch toll!«

»Und du hast gelernt, alles zu wiederholen, um es zu bekräftigen, zu bekräftigen, oder?«, fragte ich etwas spitz, weil ich müde war und gehofft hatte, dass er nicht ganz so spät nach Hause kommen würde.

»Mann, ich freu mich eben! Du weißt, dass ich solche Typen oft nicht ernst nehmen kann, aber der ist wirklich toll! Das war eine super Empfehlung von Werner!« Er holte sich ein Bier aus dem Kühlschrank, öffnete es und nahm einen großen Schluck. »Und bei dir?« Seine Frage klang sehr höflich, und so, als interessiere ihn meine Erfahrung überhaupt nicht, sondern als brenne er darauf, endlich mit dem Bericht von seinem Wochenende loslegen zu können.

»Bei mir war's mittel – aber schieß du doch erst mal los!«, ermunterte ich meinen Mann.

»Aaaalso«, er deutete mit den Fingern einen Trommelwirbel an, »ich weiß jetzt, worin meine Bestimmung liegt! Ich bin einfach nicht fürs Büro geboren, sondern für die Kunst!«

Prüfend guckte ich ihn an, sah ihm tief in die Augen. Wollte er mich jetzt verarschen? Aber er strahlte weiter und ließ sich in seiner Zuversicht und Fröhlichkeit nicht beirren. Es schien ihm ernst zu sein, also atmete ich einmal tief durch und fragte: »Was heißt das jetzt?«

»Dass ich nicht mehr in der Industrie arbeiten möchte. Ich mache mich selbstständig, als Musiker!«

Ach du liebe Zeit, man hatte meinem Mann das Gehirn gewaschen! Also, ihn einer Gehirnwäsche unterzogen! Mein Mann, der es liebte wie nichts anderes, als Teamleiter mit seinen Kollegen im Vertrieb von Druckschablonen zu arbeiten, der gern zur Arbeit ging und das schon seit 20 Jahren machte, der lediglich Klavierunterricht genommen hatte, bis er 16 war, ab und zu mal Heinz Rudolf Kunze in den CD-Spieler steckte und ansonsten nichts mit Musik am Hut hatte, dieser Mann wollte Musiker werden? In einer Band?

Das Letzte hatte ich wohl laut gefragt, denn Ralf antwortete: »Nein, natürlich in keiner Band! Ich habe da so ein Computerprogramm, dafür brauche ich nur ein Keyboard, und dann mache ich Entspannungsmusik. So spirituelle. Ich hab mir auch schon einen Namen ausgesucht!«

»Wie«, unterbrach ich meinen Mann, »einen Namen ausgesucht? Wozu?«

»Na ja, mit meinem richtigen Namen locke ich doch keine Maus hinter dem Ofen hervor! Ich brauche natürlich einen spirituellen Namen, sagt Toby, und da stimme ich ihm zu, und ich habe auch schon einen: Ich bin nicht mehr der Ralf, ich bin der Ophananga! Und erst einmal mache ich das neben der Arbeit, aber bald, wenn ich richtig in der Szene angekommen bin, kündige ich und mache nur noch Musik!«

Ich nickte nur und suchte fieberhaft nach Worten. War das sein persönlicher Porsche Cayenne? Seine 23-jährige Sekretärin? … Musik? Spirituelle Musik? Wo er bis vor kurzem Kurkuma nicht vom Kamasutra unterscheiden konnte und zu Yoga immer »Dehnübungen« sagte? »Wir haben früher im Sport auch immer Dehnübungen gemacht, einfach so in der Sporthose auf dem Boden, und heute flippen alle dermaßen aus und brauchen Yogamatte und -kissen und -hose und machen doch immer noch nur Dehnübungen!« Dieser Mann, der ungefähr so spirituell war wie Donald Trump, wollte Yogamusik machen und dafür seinen Job aufgeben?

»Gut, ich finde das gut, dass du mal ausprobierst, wozu du noch so Lust hast. Das mit dem Job, das würde ich erst einfach mal ganz normal weiterlaufen lassen, und wenn du dann tatsächlich Unmengen Geld mit deiner Musik verdienen solltest, dann kannst du ja immer noch über eine eventuelle Kündigung nachdenken!« Als mir bewusst wurde, dass ich ihm beschwichtigend über den Kopf streichelte, zog ich schnell meine Hand weg. Er sollte ja nicht sofort merken, dass ich an seinem Verstand zweifelte.

Erst vor einem halben Jahr war ihm in der Firma ein noch verantwortungsvollerer Posten in Aussicht gestellt worden, er hatte eine fette Bonuszahlung erhalten und kam wunderbar mit seinen Kollegen klar. Mir war schleierhaft, was dieser Toby mit ihm gemacht hatte, deshalb fragte ich meinen Mann danach. Er strahlte: »Unser Autoradio ist irgendwie kaputt. Und auf der Fahrt zu diesem Seminar funktionierte nur ein Sender, das war dieses freie Radio, und da lief so sphärische, mega-angenehme Musik. Eigentlich auch nervig, aber so zum Autofahren echt entspannend. Und das waren nur Akkorde und darüber ein bisschen Gebimmel und mal ein Gong und ich dachte, das kann nicht so schwer sein, das zu komponieren. Und in diesem Seminarhaus lief auch so eine Musik. Und Toby, den ich darauf ansprach, erzählte mir, dass der Markt dafür riesig sei, dass er früher auch solche Musik gemacht habe und dass das total leicht sei, aber er komme wegen der Seminare leider nicht mehr dazu. Er hat mir sogar sein altes Keyboard verkauft, für 'n Hunni. Aber der Reihe nach: Wir haben verschiedene Rollenspiele gemacht, Chef und Angestellter und so, und Toby fragte, was in uns vorgehe. Und ich hab diese Musik in mir gehört, nee, eigentlich nicht nur gehört, richtig gespürt hab ich die. Und dann habe ich Toby davon erzählt und er sagte, dass bei ihm noch ein altes Keyboard herumstehe und dass er Kontakte in diese Eso-Musik-Szene habe und dass er mir supergünstig ein Soundprogramm besorgen könne und dass er gespürt habe, dass die Musik mir wahnsinnig wichtig sei, und dann hab ich gemerkt: Ja, ist sie. Wie hatte ich das all die Jahre nicht merken können? Ich bin Musiker, durch und durch! Ich MUSS Musik machen!«

»Aha, es sind also auch wirtschaftliche Erwägungen? Und ein kaputtes Radio, das dich zu dieser Erkenntnis gebracht hat?«

»Nein, natürlich nicht! Es war Tobias. Ich darf ihn nämlich »Tobias« nennen. Der hat 'ne unheimlich tolle Ausstrahlung, unheimlich toll. Und man spürt dann richtig, was man möchte. Ganz tief in einem drin.«

Ralf richtete sich dann also im Gäste- und Arbeitszimmer eine Musikecke ein. Seine anfängliche Euphorie verging allerdings leider sehr schnell, weil sich das Musikmachen doch als schwieriger herausstellte als vermutet. Außerdem gab das Keyboard nach ein paar Tagen den

Geist auf. Daraufhin kaufte sich Ralf ein neues Keyboard und spielte ein paar Wochen in einer Band.

Dann wurde er stellvertretender Geschäftsführer. Seitdem habe ich nichts mehr von Musik und Band und Keyboard von ihm gehört.

IST DAS MODERN ODER KANN DAS WEG?

»Wir sind alt, wenn unsere Töchter sich keine Klamotten mehr von uns leihen, sondern wir von unseren Töchtern«, pflegte meine Freundin Karin immer zu sagen.

Und es stimmt: Frauen in unserem Alter liefen gern in Klamotten herum, die sie sich von ihren pubertierenden Töchtern geliehen hatten, und sie schienen dabei zu vergessen, dass zwischen deren und ihrer Pubertät einige Jahrzehnte lagen. Ja, Jahrzehnte!

Dachten wir wirklich, man hielte uns für jünger, wenn wir in Sneakers und Hochwasserhosen (mit sehr dickem Schal um den ganzen Oberkörper, inklusive Kopf, dafür aber freien Fesseln, auch bei Minusgraden) herumliefen? Machten jugendliche Kleider junge Leute? Gab es wirklich keine Altersgrenze für hauteng anliegende »Jeggings«, sondern nur eine körperliche? Sah ein (bauchfreies) Mickey-Mouse-T-Shirt wirklich bei einer 52-Jährigen noch süß aus, oder war das doch schon ab 17 ein No-Go? Eine löchrige Jeans mit Doc Martens kombinieren – mussten wir das wirklich machen, oder war es nicht ausreichend genug gewesen, diese revolutionäre Mode in den 90ern einmal mitzumachen? Ach, man sagte ja »1990er«. Nicht, dass man durcheinander kam …

Man musste dazu sagen, dank der Oversize-Mode war es uns überhaupt möglich, dieselben Klamotten wie 17-Jährige zu tragen, auch wenn der Pulli (hieß heute bestimmt nicht mehr so) bei uns dann ganz normal anlag – aber wollten wir wirklich Glitzeraufschriften wie »Forever in Love« oder Ähnliches auf unserem Oberteil haben?

Ich gebe zu, ich ging ganz selbstverständlich auch im Kaufhaus in die Abteilung »Junge Mode«. Denn, dass sie extra ausgewiesen wurde, ließ ja vermuten, dass der Rest der Kleidung eher den älteren Semestern vorbehalten war. Es schien ein ähnliches Dilemma wie bei der Gesichtscreme zu sein: Sollte die Mode uns nun jünger erscheinen lassen, oder dabei helfen, jung zu bleiben?

Und: Wenn da »Seniorenmode« oder »Mode für Frauen mit gräulichem Gesicht und Absackungen« stünde – wer würde sie kaufen, die Sachen in den Farben Sand bis Karamel? Es gab also Damenmode und Junge Mode.

Manchmal, wenn ich mir sehr alt vorkam, ging ich sogar in der Kinderabteilung gucken. Es gab ja auch sehr große Kinder. Und wenn ich dann ein Oversize-Teil in einer meinem Alter entsprechenden Farbe entdeckte, freute ich mich, dass mir sogar ein Kinderpulli noch passte. Und die Schleifchen und Flügelchen und Gltzerpaillettchen konnte man ja abschneiden.

Manchmal, vor allem, wenn ich meinen Mann ansah, komischerweise, dachte ich: Wäre es nicht stilvoller, stilvoller gekleidet zu sein? Sich so anzuziehen, wie sich Erwachsene anziehen, um mit Stolz zu zeigen: Aus dem Teenageralter bin ich draußen? Es müssen ja nicht gleich Perlenohrringe sein, aber mal eine Bluse und eine Hose, die keine Jeans ist, dafür aber lang genug.

Denn eigentlich wollte ich ja in Würde altern. Wenn es dann so weit wäre, öfter mal Kostüm zu tragen, würde ich das ohne mit der Wimper zu zucken tun. Ich meine jetzt keine Verkleidung, sondern das Pendant zum männlichen Anzug. Obwohl ...

HAARAKIRI

»Sag mal, rasierst du dich jetzt überhaupt nicht mehr?«, fragte ich Ralf, als wir zusammen *Tatort* guckend auf dem Sofa lümmelten und ich mich einmal vom Fernseher ab- und meinem Mann zuwandte. Inzwischen hatte er schon fast einen Rauschebart, der an einigen Stellen ein wenig grau war. Zärtlich streichelte ich seinen Bart und küsste ihn dann auf den Mund, nur um mir hinterher ein paar kringelige Haare von der Zunge zu pulen.

»Psst! Ich will wissen, was Börne jetzt macht!«

Natürlich guckten wir nur den Münsteraner Tatort, alle anderen waren uns zu gruselig. Vor allem mir, ich konnte ja schon länger nicht mehr mit verstörenden, zu spannenden oder grausamen Inhalten im Fernsehen umgehen.

Wir konzentrierten uns jetzt also beide auf die Sendung, und danach fragte ich meinen Liebsten: »Lässt du dir jetzt so richtig einen Bart stehen? Habe ich etwas nicht mitbekommen? Bist du dabei, auf deine alten Tage noch zum Hipster zu mutieren?«

»Nee«, winkte er ab, »ich will nur an Halloween als Bushido gehen.«

»Aber ... du bist blond? Rotblond, um genau zu sein ...«

»Ich färbe den einfach mit so einem schwarzen Karnevalsspray.«

Mir war bis dahin weder bewusst gewesen, dass mein Mann sich gern verkleidete, noch, dass er irgendwas mit Halloween am Hut hatte, und erst recht nicht, was Bushido für eine Rolle für ihn spielte. Und mit diesen Fragen im Blick sah ich ihn an: »Wieso um alles in der Welt denkst du über eine Halloween-Verkleidung nach, beziehungsweise züchtest du sie schon?«

»Ach, Schnecke«, wenn er das sagte, mit seinem Hamburger Dialekt, klang das eher nach »Schnegge«, und das mochte ich unheimlich gern, »Schnegge, hast du das vergessen? Mein Chef macht doch diese riesige Halloweenparty! Zum 30-jährigen Bestehen unserer Firma. Und du hast gesagt, du kommst mit!« Er guckte mich leicht verzweifelt an.

Ganz dunkel wühlte sich eine leise Erinnerung durch verschiedene anstehende Geburtstage, Abgabefristen, Steuerbescheide, Freundinnenstreits, Arzttermine und Einkaufslisten. Irgendwas war da gewesen, nur für den Bruchteil einer Sekunde, und dann wieder verschwunden. »Hatte ich schon erzählt, als was ich da mitgehen wollte, also, ich meine, hatte ich schon eine Idee?« Ich war mir sicher, dass mein Mann das eher wissen würde als ich.

»Nein, hattest du bislang nicht. Mensch, schreib dir sowas doch einfach mal in den Kalender! Und jetzt frag nicht, in welchen, am besten in einen, der einen festen Platz hat. Also zum Beispiel in deinen Handykalender, so wie andere Leute das auch machen!«

An sich verkleidete ich mich gern, vor allem, wenn mir das Motto gefiel. Aber Halloween? Gut, da musste man gruselig aussehen, konnte gern mit fransigen Leichenteilen dekoriert sein, mit offenen Wunden und viel Blut. Irgendwie fand ich das aber auch langweilig, immer diese leichenblassen Menschen mit ihren entweder blutunterlaufenen oder dunkel untermalten Augen, bluttriefenden Mäulern und Nägeln im Kopf.

Ich ging ins Bad, um mich inspirieren zu lassen, guckte in den Spiegel und erschrak. Eigentlich konnte ich einfach so gehen. So wie ich heute aussah, würde ich auch den grausamsten Zombie vergraulen. Ich war blass, ja, geradezu weiß, und meine Augenringe stammten nicht nur von Wimperntusche, die sich zu Unterlidtusche verwandelt hatte. Konnte das sein, dass ich tatsächlich dunkle Schatten derartigen Ausmaßes unter den Augen hatte? Warum? Ich stellte mich vor den vergrößernden Kosmetikspiegel und knipste sein Licht an. Ja, ich hatte letzte Nacht extrem schlecht geschlafen und durfte deshalb so aussehen, aber reichte das als Halloweenverkleidung? Vielleicht sollte ich mich einfach dazu in eins meiner Kleider quetschen, die mir seit einiger Zeit nicht mehr passten, und – wunderbar!

Bei der Gelegenheit entdeckte ich gleich noch etwas: Aus meinem Kinn sprossen drei dicke Borsten. Es war interessant, dass diese nie ganz allmählich aus der Haut wuchsen, sodass man Gelegenheit hatte, sie noch im Anfangsstadium zu eliminieren, sondern dass sie immer von heute auf morgen in voller Pracht auftauchten. »Hexenhaare« hatte sie meine Mutter genannt, und mir machte es Spaß, in meinem Gesicht danach zu suchen und sie mit einer Pinzette auszurupfen. Allerdings durfte ich das keinen einzigen Tag vergessen, weil ich mich sonst mir nichts, dir nichts mit meiner Gesichtsbehaarung im Kuriositätenkabinett wiederfinden würde. Als »Die Frau mit dem

Bart« könnte ich bestimmt auf dem Jahrmarkt jede Menge Geld machen, kleine Kinder würden ihre Mütter erschreckt auf die andere Straßenseite zerren, wenn ich ihnen mit meinem haarigen Gesicht entgegenkäme.

Ich mochte diese dicken Borsten, die urplötzlich drei Zentimeter lang aus dem Kinn lugten. Wenn ich sie langsam aus der Haut zog, offenbarten sie sich mir erst mit ihrer ganzen Pracht: Sie waren subcutan noch mindestens dreimal so lang, manchmal länger als eines meiner Haupthaare, faszinierend. Ließe ich sie wachsen, so würde ich eines Tages darüber stolpern. Sie würden in meiner Kleidung hängenbleiben, mir um die Knie schlackern und mich wärmen, wenn ich mal meinen Schal vergessen hätte, denn ich könnte sie mir einfach stattdessen mehrmals um den Hals wickeln.

Des Nachts würde ich mich mit meinen Hexenhaaren in den wilden Büschen über den Augen meines Mannes verheddern, und wir würden Kinn an Augenbraue miteinander verschmolzen erwachen wie siamesische Zwillinge. Eine romantische, wenn auch nicht ganz ungefährliche Vorstellung. Schon manch einer hatte ein Stück seiner Zunge verloren, weil er dieselbe beim Kinnhaken noch zwischen den Zähnen hatte.

Man sagte, diese zähen Borsten würden wachsen, weil während der Wechseljahre die weiblichen Hormone zurückgingen und männliche die Überhand gewannen. Oder jedenfalls erstarkten. Wir bekamen also tatsächlich eine Art Bart! War das nicht herrlich? Männer, vor allem die, die sich häufiger an Hopfengetränken labten, bekamen wulstige Brüstchen, und wir Damen, die wir, äh, einfach nur älter wurden, durften uns an launigen Kinnbärten erfreuen! Wozu? Mochte man Mutter Natur abermals befragen. Ging es nur um die Posse, die Belustigung? Hatte sich die Natur da einen Scherz erlaubt, nur fürs eigene Entertainment, oder steckte ein Sinn dahinter? Vielleicht dachte man sich auch einfach beim Menschen-Erfinden: »Reife« Frauen können keine Kinder mehr bekommen, also können sie auch aussehen wie Eimer, ihre Schönheit ist überflüssig, da verschwende ich doch keine Minute mehr drauf; und wenn sie im Dunkeln aus Versehen doch von einem Betrunkenen mal am Kinn angefasst werden, fühlt der gleich die Borsten und sagt sich: »Nee, nee. Ich will au mal wat anderes als ne Ziege.«

EKELHAFT! So wollte ich uns nicht behandelt wissen. Noch immer suchte ich deshalb nach einem tieferen Sinn dieser Kinnbehaarung, und wenn der nicht im ständig verfügbaren, praktischen Schmirgelpapierersatz lag, so doch in einem preisgünstigen Halloweenkostüm! Ich würde es meinem Mann einfach gleichtun und den Bart mal wachsen lassen! Hoffentlich kamen da noch mehr als diese drei Haare, bis Halloween waren es noch ein paar Wochen hin, da konnte doch etwas passieren.

Um den Haarwuchs anzuregen, schmierte ich mir jeden Morgen und jeden Abend das Kinn mit Rizinusöl ein, weil ich das im Internet gelesen hatte. Denn was im Internet stand, musste ja stimmen. Sonst hätte das ja wohl niemand da reingeschrieben. Allerdings bezogen sich die meisten Kapitel auf den Haarwuchs bei Männern mit schütterem Kopfhaar, aber wenn ich jetzt sowieso dabei war, zu vermännlichen, sollte mir das ja egal sein.

Um noch tiefere Augenringe musste ich mich nicht großartig bemühen, hatte ich doch gerade eine Phase, in der ich, wenn ich überhaupt schlief, zwei- bis dreimal nassgeschwitzt aufwachte und mein Nachthemd wechseln musste. Jetzt wusste ich, wie ein Panda sich fühlen musste. Nicht wegen des Nachthemds, sondern wegen der Augen.

»Wieso eigentlich Bushido?«, fragte ich meinen Mann die Frage, die ich ihm schon längst gestellt haben wollte, es aber jedes Mal wieder zugunsten einer anderen Frage (»Wann musst du nach Berlin?«, »Möchtest du auch ein Ei?« oder: »Welcher Tag ist heute?«) zurückgestellt, also vergessen hatte.

»Ich kann Bushido nicht leiden. Und der hat so unterirdische Texte. Ich finde den einfach megagruselig. Ich will eine real-gruselige Person darstellen, keine Fantasy-Figur. Jemanden wie Trump. Aber weil ich davon ausgehe, dass jeder als Trump kommt, habe ich mich für Bushido entschieden.« Er kratzte sich an seinem inzwischen schon ganz beachtlichen Bart. »Das Scheißding juckt. Ich bin froh, wenn ich ihn wieder abmachen kann. Aber eine Woche muss ich noch durchhalten.« Eigentlich sah er ganz gut aus damit, fand ich. Jünger, komischerweise. Ich hätte vermutet, dass Bärte einen älter aussehen ließen. So wie meiner. Ralf guckte mich an, bemüht, seinen leichten Ekel zu verbergen. »Juckt deiner auch?«

»Nö, geht.«

Ich sah aus wie ein pubertierender Junge, der auf einen Bart sparte. Und das Bild war ja eigentlich auch nicht so falsch. Links unten am Kinn hatte ich etwa fünf Hexenhaare, in der Mitte vier und rechts auch fünf. Außerdem waren drei an unterschiedlichen Stellen sehr wahrscheinlich demnächst am Durchbrechen, oder es waren Mitesser, ich war mir nicht ganz sicher. Meine Gesichtsfarbe glich der Raufaser-tapete, vor der ich stand und meine Augenringe waren auch trotz Frau Pau bislang nicht weniger geworden. Wenn wir ausgingen, oder ich mich allgemein unter Menschen bewegte, zog ich mir ein Tuch oder einen Schal bis fast zum Mund und kleisterte meine untere Augen-partie so dick mit Concealer zu, dass es auch wieder unnatürlich aus-sah. »Ich verstehe ja, dass das deine Verkleidung sein soll, die du da im Gesicht hast, aber als was um alles in der Welt möchtest du gehen?«, fragte mich mein Mann, bevor wir zu unserem Großeinkauf fürs Wochenende aufbrachen.

»Ich glaube, ich gehe einfach als Frau in den Wechseljahren. Das ist doch gruselig genug, oder nicht? Überhaupt: Haben wir eigentlich keinen Namen? Wechslerinnen? Fiwilf? Menopausinen? Klimakterie-rinnen? Ich glaube, das gefällt mir: Ich bin Klimakterierin. Das könn-te auch aus einer *Star-Trek*-Episode sein.«

»Ok …« Ralf sah mich zweifelnd an. »Was soll Fiwilf sein?«

»Frau in den Wechseljahren I like to fuck, natürlich.«

»Oh ja, das bist du auf jeden Fall! Du kannst das auf jeden Fall tragen! Aber ich freue mich auch darauf, wenn du wieder rasiert bist!«

Ich konnte mir ein: »Jetzt weißt du mal, wie das ist« nicht ver-kneifen.

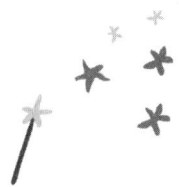

KOMM ICH HEUT NICHT, KOMM ICH MORGEN

»Habt ihr eigentlich noch Sex?«, fragte mich Karin, als wir uns nach einem gemeinsamen Einkauf auf dem Markt noch in ein Café setzten. Der Duft von frischem Sellerie aus meinem Korb mischte sich anregend mit den Kaffee-Röstaromen.

»Äh, Ralf und ich? Ja, schon ab und zu mal.« Es war relativ neu für mich, dass Karin mit solch einem – doch eher heiklen – Thema anfing. Aber ich freute mich darüber und war gespannt, schließlich konnte ich mir Bernd und sie so gar nicht beim Akt vorstellen – aber wenn ich ehrlich war, keine meiner Freundinnen. Das war aber andererseits auch nichts, was mich nachts am Einschlafen hinderte, denn ich WOLLTE darüber auch gar nicht nachdenken, schließlich würde mir das außer verstörenden Bildern nichts bringen. Wir bestellten uns jede ein winziges Petit Four in Form eines Schokotörtchens und einen Cappuccino.

Karin sah mich erwartungsvoll an. »Und? Bist du zufrieden mit eurem Sexleben?«

»Darüber habe ich noch gar nicht so nachgedacht, ich finde es völlig in Ordnung, nicht zu viel und nicht zu wenig, es ist genau richtig, wie immer eigentlich«, sagte ich lahm.

»Bernd hat nie Lust. Also, viel zu selten«, ließ meine Freundin mich mit sorgenvollem Blick wissen. »Aber ich! Ich könnte ihn mehrmals am Tag vernaschen! Ich komme mir wieder vor wie 20, ich bin so heiß! Heißt es aber nicht, dass man in unserem Alter eher keine oder jedenfalls nur sehr wenig Lust hat?«

Ich pustete mir eine Strähne aus dem Gesicht: »Ja, kann sein, dass man den Wechsel eher mit Lustverlust in Zusammenhang bringt, aber wir sind ja zum Glück alle unterschiedlich. Vielleicht ist es ja auch bei dir so, dass du jetzt noch wahnsinnig viel Lust hast, und sich das dann in einem halben Jahr oder Jahr vollkommen ändert, und du überhaupt keine Lust mehr hast, weißte? Es staut sich jetzt noch mal in ein Sex-Exzess-Bedürfnis, du könntest alles vögeln, was dir vor die Flinte läuft, rund um die Uhr, und dann plötzlich, wachst du eines Morgens auf und – zack. Ausgesext. Keine Lust mehr. Alle Sexreserven verballert. Du stehst nur noch auf farblich zueinander passende, neue Handtücher und Saugroboter. Und zwar echte Saugroboter, nicht im übertragenen Sinn. Puh. Das wäre hart. Aber, und jetzt kommt die frohe Botschaft: Wer weiß, wie lange diese wolllüstige Phase jetzt anhält! Vielleicht ja Jahrzehnte. Und bevor es zu der anderen Phase kommt, bist du schon tot. Das wäre doch schön!«

»Hast du das irgendwo gelesen? Gibt's darüber Studien?« Karins Stimme klang ängstlich.

»Keine Ahnung, woher ich das habe. Müssen wir mal googeln. Aber danach den Cache-Speicher leeren!« Das Minitörtchen schmolz auf der Zunge, und als es viel zu schnell verschwunden war, wollte ich mehr, dachte aber an meine Lieblingsjeans und beließ es bei dem einen.

Karin sah unruhig zu dem Kellner, wahrscheinlich ein Student, hinüber. »Der Typ macht mich auch wieder total wuschig! Sein Mund! Hast du jemals bei einem Mann so einen Mund gesehen?«

Ich schüttelte den Kopf: »Allerdings hab ich auch bei diesem Mann keinen Mund gesehen, wobei ich natürlich davon ausgehe, dass er einen hat. Aber so genau habe ich da nicht hingeguckt. Weiß dein Mann davon?«

»Wovon? Ich mache doch nichts, ich gehe doch nicht fremd! Ich hole mir nur Appetit!«

Ich musste schmunzeln: »Aber ich dachte, das wäre gerade nicht dein Problem? Ich meinte, ob du Bernd von deiner ausufernden Lust erzählt hast!«

»Oh«, sie wurde tatsächlich rot, »ja, habe ich. Und er … fand es am Anfang gar nicht schlecht. Wir … wir haben allerhand ausprobiert, so mit Spielzeug und so. Aber inzwischen sagt er, er findet es anstrengend, er möchte auch mal einfach nur schlafen. Also, es entwickelt sich allmählich zum Problem. Ich hoffe, es geht bald etwas zurück. Mit meiner Frauenärztin spreche ich nächste Woche darüber.«

»Das finde ich gut, dass du das machst! Vielleicht gibt es ja eine Art Appetitzügler? Und wenn nicht, weiß sie ja bestimmt einen anderen Rat.« Kurz zögerte ich, dann musste es raus: »Wenn ich einen Swingerclub aufmachen würde, würde ich ihn Vögelhäuschen nennen.«

»Spinnst du? Swingerclub? Ich will nicht in den Swingerclub!« Sie sah verstört bis verärgert aus.

Dann änderte sich ihr Gesichtsausdruck: »Ich glaube an deine Theorie mit dem Aussexen. Und ich hoffe, dass es sich bald ausgesext hat!« Verträumt stierte sie dem Jüngling, der tatsächlich einen sehr einladenden Mund hatte, wie ich inzwischen auch festgestellt hatte, auf den auch ganz ansehnlichen Po. Ich musste mich von Karin fernhalten. Nicht, dass das ansteckend war …

NACHWORT

Es hat viel Spaß gemacht, dieses Buch zu schreiben. Ich saß dabei in meiner Wohnhose auf dem Sofa, abwechselnd an einer Yamswurzel und Zartbitterschokolade kauend (auch »Abnehmschokolade« genannt), mit dem Laptop auf meinem beträchtlichen Bauch, und ließ mir von meinem Mann gekühlte Getränke bringen und frische Luft zufächeln. Es war Winter. Zwischendurch telefonierte ich mit meinen Freundinnen, die gerade vom Yoga, von der Seidenmalerei oder ihrer Therapeutin kamen.

Frauen! Wir haben es bis hier geschafft, wir schaffen es auch weiter! Die erste Pubertät war blöder, wenn man es ein zweites Mal durchmacht, hat man Routine. Könnte man meinen. Am besten ist, man nimmt alles, wie es kommt. Nutzt ja nix. Ich hoffe, ich konnte Euch ein wenig Mut machen und ermuntern, Euch nicht unterkriegen zu lassen! Redet mit Euren Freundinnen, und jetzt mal ehrlich: Vor 100 Jahren wären wir schon längst tot gewesen! Da ist es so doch schöner!

»Ich freue mich, wenn es regnet, denn wenn ich mich nicht freue, regnet es auch.«
Karl Valentin

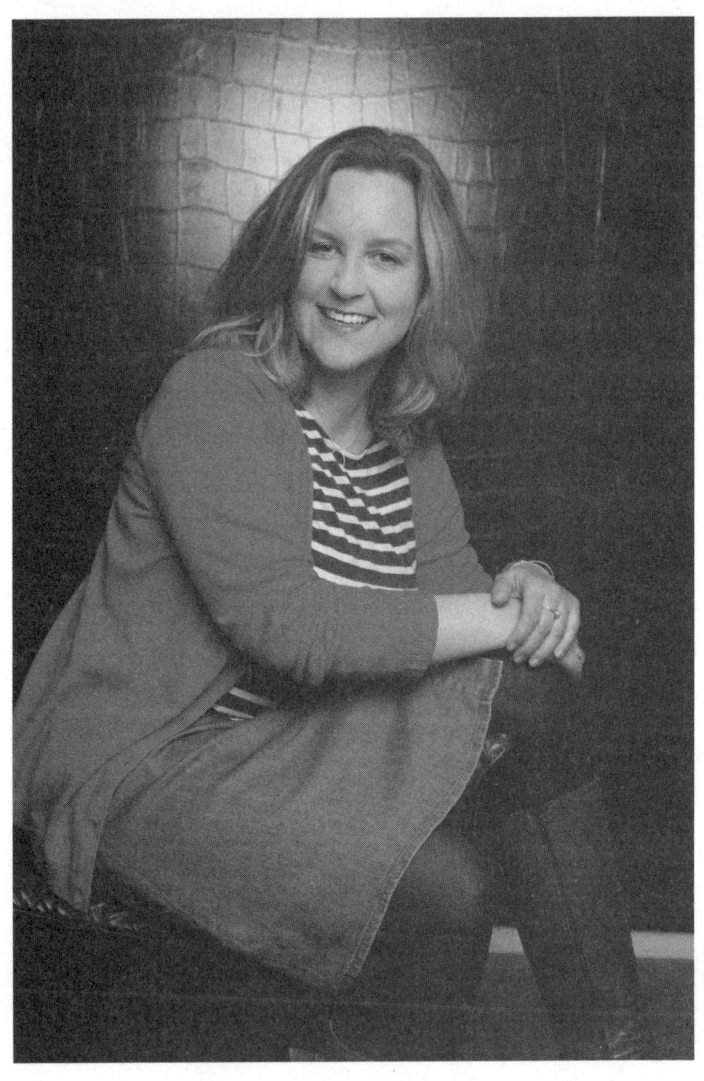

ÜBER DIE AUTORIN

Käthe Lachmann, geboren 1971 im schwäbischen Reutlingen, ist Komikerin und Autorin. Mit ihren selbstgeschriebenen Comedy-Programmen war sie über zwanzig Jahre bundesweit unterwegs und erhielt diverse Preise (NDR-Comedypreis, Prix Pantheon, Deutscher Kabarettpreis). 2017 veröffentlichte Edel Elements »Wenn zwei sich streiten, freut sich Brigitte« und »Ich bin nur noch hier, weil du auf mir liegst«. Sie hat bereits vier Romane und ein Sachbuch veröffentlicht.

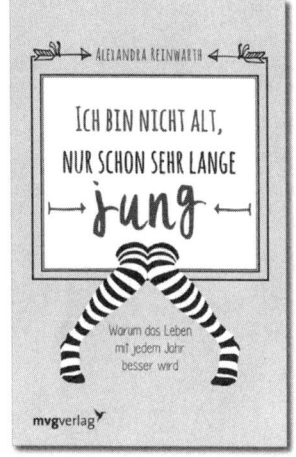

200 Seiten
16,99 € (D) | 17,50 € (A)
ISBN 978-3-86882-786-6

Alexandra Reinwarth

Ich bin nicht alt, nur schon sehr lange jung

Wie dein Leben mit jedem Jahr besser wird

Eigentlich werden ja nur die anderen immer älter – an einem selbst geht die Zeit vollkommen spurlos vorüber. Zumindest so lange, bis plötzlich diese Falten auftauchen und man die Speisekarte im Restaurant in den Nebenraum stellen muss, um sie ohne Brille lesen zu können. Auch als Alexandra Reinwarth die 40 überschritt, waren das die ersten Anzeichen dafür, dass sich etwas veränderte, und wie sich im Laufe der Zeit herausstellte, war es nur der Anfang. Denn plötzlich gehört man eben nicht mehr zu den jungen Wilden, für die Spaß, Karriere, die Suche nach dem perfekten Partner und die Verwirklichung der Lebensträume ganz oben auf der Agenda stehen. Im Gegenteil setzt man sich damit auseinander, wie das Leben bisher gelaufen ist, man muss sich von Träumen verabschieden, man verliert Menschen, die einem nahe stehen, Ehen werden geschieden, Kinder werden groß, Eltern alt – das erste künstliche Hüftgelenk im Freundeskreis gibt es auch schon. Und natürlich ist der behandelnde Arzt jünger als man selbst. In ihrer unnachahmlich humorvollen Art widmet sich Bestsellerautorin Alexandra Reinwarth in ihrem neuen Buch dem großen Thema Älterwerden. Und weil es eben Alexandra Reinwarth ist, bleibt auch dieses Mal kein Auge trocken, es darf wie immer gelacht und auch sonst jedes Gefühl gezeigt werden.

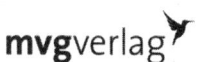

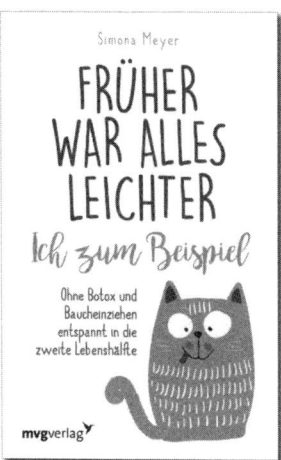

200 Seiten
16,99 € (D) | 17,50 € (A)
ISBN 978-3-86882-844-3

Simona Meyer
Früher war alles leichter. Ich zum Beispiel
Ohne Botox und Baucheinziehen entspannt in die zweite Lebenshälfte

Mit Anfang vierzig weiß Simona Meyer, dass sie mittlerweile viel klüger, souveräner und erfahrener ist und in manchen Situationen eine Gelassenheit ausstrahlt, für die sie mit Mitte zwanzig gemordet hätte, auch wenn sie noch immer mit dem Umfang ihrer Oberschenkel hadert. Und seit wann hat sie eigentlich diese Falten im Dekolleté? Und wo ist das dicke Fell, das sie sich zulegen wollte?

Simona Meyer räumt auf mit den Illusionen des furchtbar schönen Älterwerdens auf und wirft Ihnen lächelnd den Rettungreifen zu, der Sie sicher in diese neue Lebensphase führt. Denn Älterwerden ist die beste Erfahrung der Welt.

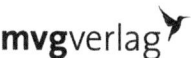